夫と話が通じない、
会話ができない
カサンドラの
悩みとは

発達障害がある夫の
特性を理解して上手に
暮らすために

イラスト図解版

夫がアスペルガーと思ったとき妻が読む本

"離婚"を考える前に知っておきたいこと

監修＊宮尾益知 どんぐり発達クリニック院長
滝口のぞみ 青山こころの相談室

河出書房新社

はじめに

この本では、アスペルガーの夫と会話がかみ合わない、気持ちが通じ合わないなどから、孤独に陥った妻たちの苦悩を取り上げています。「カサンドラ症候群」と呼ばれる状態にある女性たちが将来に向けて穏やかに暮らしやすくなる方法をわかりやすく紹介しています。

たとえば、夫からすべてを否定される、家のことを手伝ってくれない、子育てのさまざまな場面でぶつかるといった問題は妻の努力が足りないわけではありません。人知れずこれらの悩みを抱えている場合、問題は夫のアスペルガーの特性にあるのかもしれません。

発達障害は子どもだけにあるわけではありません。大人でも発達障害のある人はいます。また、その特性を抱えながら成長し、大人になれば彼らも恋愛をして結婚をします。また、アスペルガーの特性がある男性は会社や社会の中で高く評価されていることもあり、「あなたの夫はいい人ね……」と言われることも多く、ますますカサンドラの状態を深めていくことになるのです。

そのような男性は非常に純粋で率直に見えますが、結婚し、子どもが生まれることによってさまざまなトラブルが起こってくることも多いのです。

恋愛時代とは異なり、結婚生活を送る中で妻たちはそれまでとは違った夫の一面を目の当たりにし、違和感を覚えることもあります。夫の家庭内での言動や態度、夫婦間のトラブルはなかなか周囲に相談することもできません。とはいえ、自分一人で悩み、解決することも難しい問題です。それに相談したからと言ってすぐにすべてが解決するとも限りません。そんな辛い状況を改善するためには専門家やカウンセラーに頼ることも良いのです。

長年にわたる結婚生活の中で、共感性のない夫への違和感が積み重なった結果、夫のＡＳの特性に気づくことがこれまでの多くのパターンでした。しかし、近頃はそうした熟年の夫婦だけでなく、交際中の若いカップルや新婚カップルでも“何か通じ合わない”という違和感を持つケースが出てきています。早い段階で相手の特性を知っておくことは、結婚生活にもより良く作用します。さまざまケースがある結婚生活ですが、もし自分がカサンドラに陥ってしまったら……、そう思ったときカサンドラから抜け出す突破口を探るきっかけになる一冊です。

Contents

第5章　カサンドラから抜け出すための10の方法

Contents

第
1
章

あなたの夫はアスペルガーかも!?

夫と気持ちが通じ合わない、すべてを否定される、家のことを手伝ってくれない、子育てのさまざまな場面でぶつかる……。これらは妻の努力が足りないのでしょうか。もし、人知れずこうした悩みを抱えているのだとしたら、問題は妻ではなく、夫にあるのかもしれません。そこでまずは、日々の夫の態度を客観的にチェックしてみましょう。

夫の行動チェック❶

［ 自分勝手な行動が多い ］

妻や子どもの都合を無視して自分勝手に行動することはありませんか。
しかも、それが当然と思っているふしはありませんか？

- □ 人に合わせて行動できない
- □ 自分の興味のあることしかやらない
- □ 夫婦や家族と一緒に何かをすることを好まない
- □ 妻や子どもの気持ちを思いやることが苦手
- □ 日によって言うことややることが変わる
- □ 特定のことに強い執着を示す
- □ その場の雰囲気を読むことが苦手
- □ その場の話題に合わせることができない

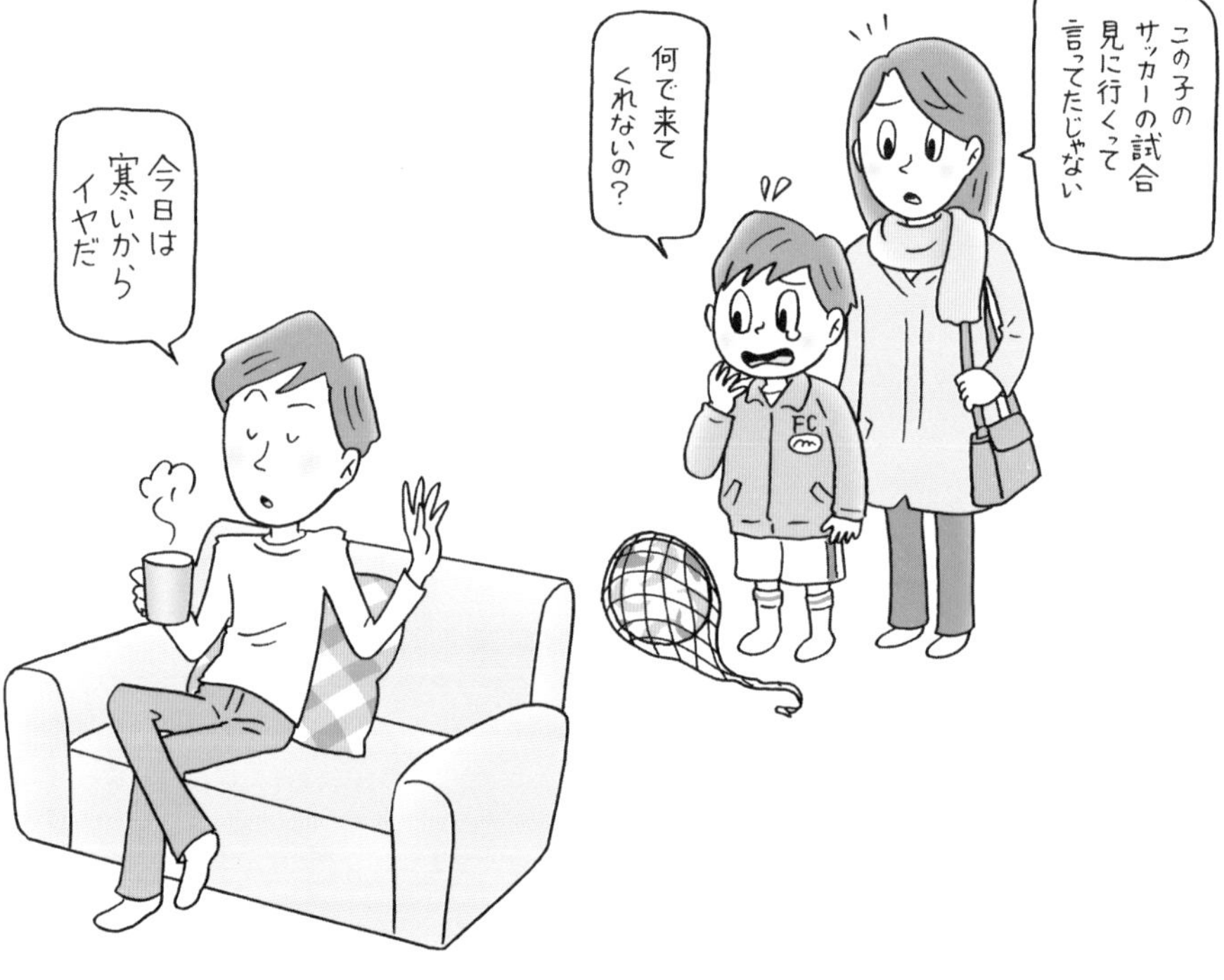
この子のサッカーの試合見に行くって言ってたじゃない
何で来てくれないの？
今日は寒いからイヤだ
FC

夫の行動チェック❷

［ 会話が続かない ］

自分の話したいことを一方的に話し続けたり、
妻からの話には耳を傾けなかったり……。
コミュニケーションがスムーズにいかないことはありませんか？

- □ 話の流れが理解できない
- □ 興味のあることを話し出したら止まらない
- □ 妻の話をはなから聞こうとしない
- □ 冗談が通じない
- □ 妻の話に「それで何が言いたいの？」などと言う
- □ 話題が変わったことに気がつかない
- □ 妻の話をさえぎって話題を変えてしまう
- □ 夫婦間の「暗黙の了解」が理解できない

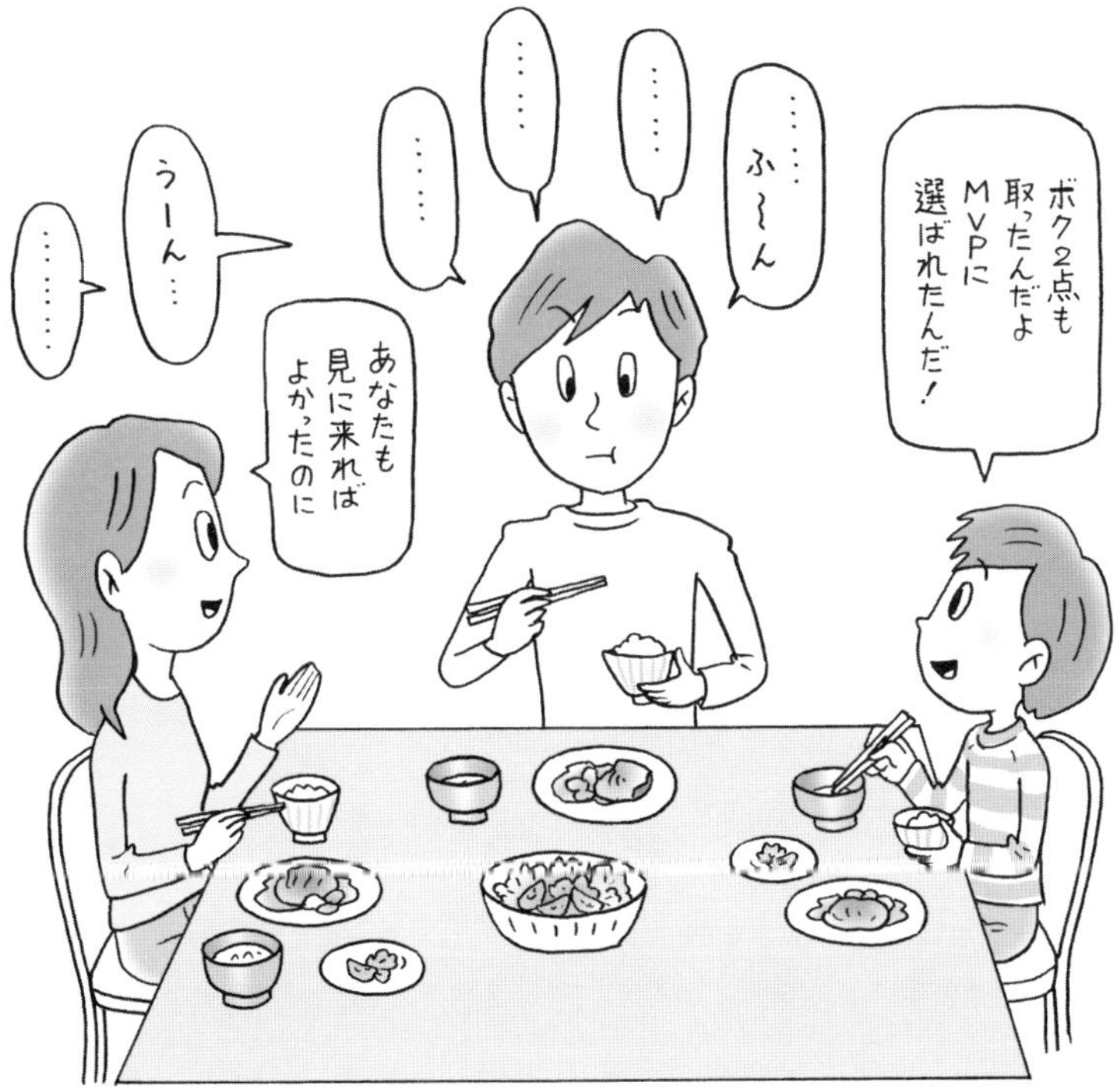
ボク2点も取ったんだよ MVPに選ばれたんだ！
ふ〜ん……
……
……
……
あなたも見に来ればよかったのに
うーん…
………

夫の行動チェック❸

［ 共感が得られない ］

妻の気持ちに寄り添わない、話をわかろうとしない。
それなのに、自分の考えには妻の納得や賛成を求めてくるような
ところはありませんか？

□ 妻からの相談を親身になって聞こうとしない

□「へー」「ふーん」など興味なさそうな相づちを返すことが多い

□ 会話の間に目を合わせようとしない

□ 妻との約束より自分の予定を優先することが多い

□ 何かに対して一緒に喜んだり、一緒に怒ったりすることがない

□ 映画を観て妻が涙を流している意味を理解できない

□ 他人のうわさ話やタレントの情報など、自分と関係ないことにはまったく興味を示さない

□ 話しかけても表情が変わらない

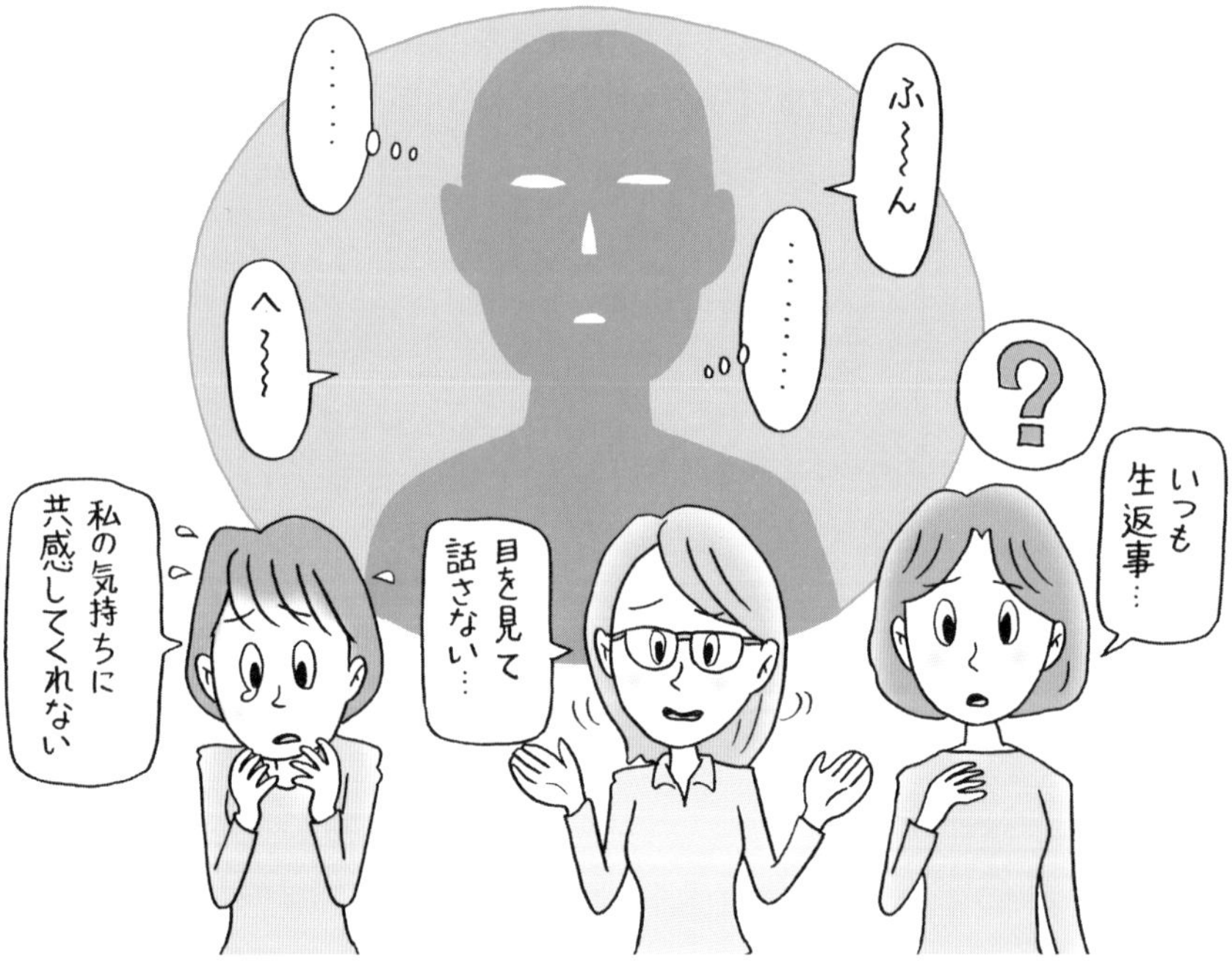

……
ふ〜〜ん
へ〜〜
………
?
いつも生返事…
目を見て話さない…
私の気持ちに共感してくれない

夫の行動チェック❹

［家事や子育てを手伝わない］

妻がどんなに忙しく動き回っていても、

その状況を理解していなかったり、自分の用事を優先する――。

そんな夫の態度に困っていませんか？

- □ 家事は一切手伝おうとしない
- □ 簡単な家事もできない
- □「ちょっと手伝って」と頼んでも、「それは君の仕事」という態度をとる
- □ 買物を頼むと、「無かった」と言って何も買ってこない
- □ 子育てにかかわろうとしない
- □「子どもと遊んであげて」と言ってもどうしたらいいかわからない
- □ 子どもに愛情を示さない
- □ 子どもと一緒に公園に行っても、スマホなど見ていて子どもを見ていない

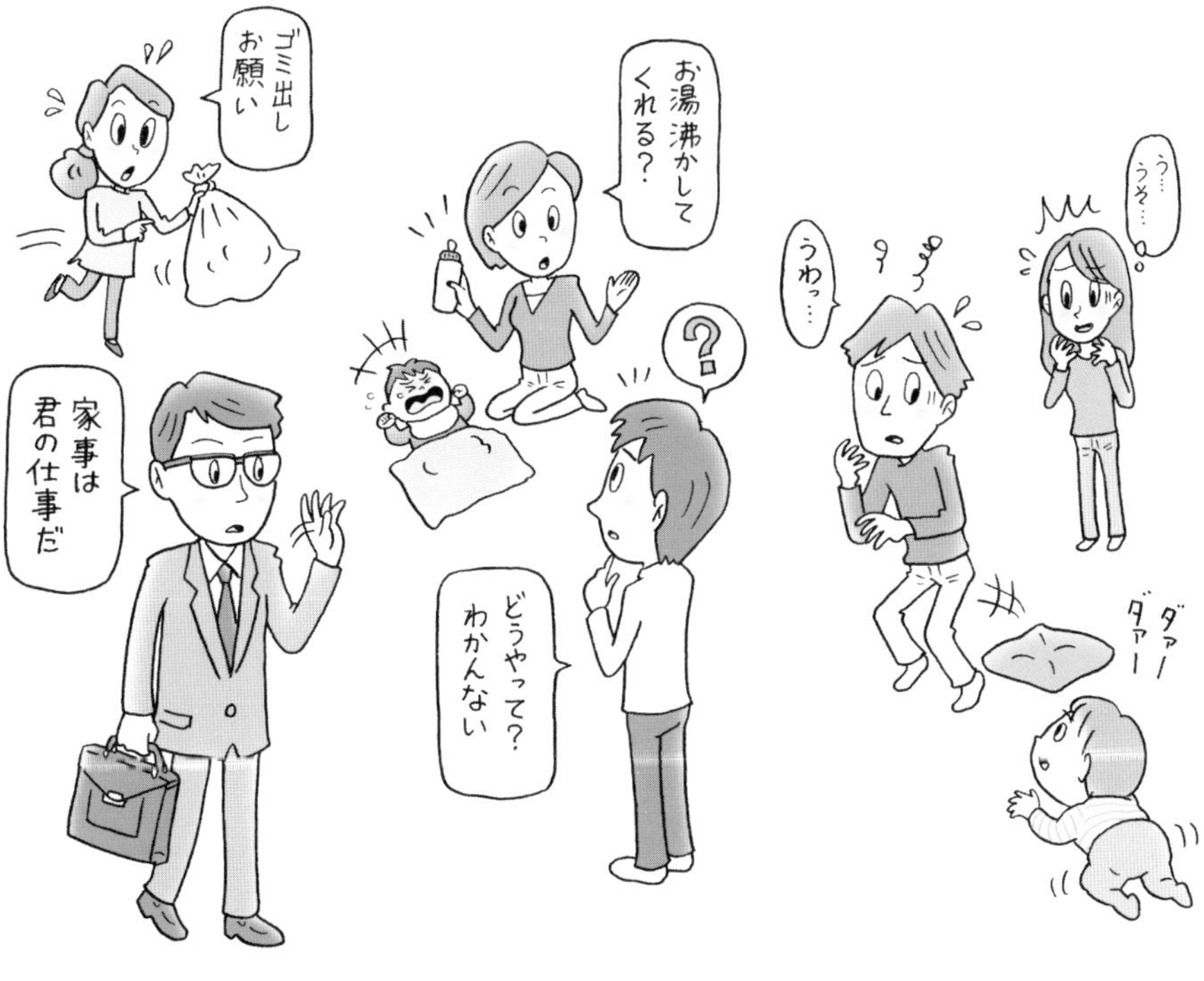
ゴミ出しお願い
家事は君の仕事だ
お湯沸かしてくれる？
？
どうやって？わかんない
うわっ…
う…うそ…
ダァー ダァー

夫の行動チェック❺

[頼んだことしかやらない]

頼んだことは嫌な顔をせずやってくれるけれど、
頼んだこと以上のことはやってくれない、
そんな “指示ありき” なところはありませんか？

- □ 買い物を頼むと頼んだものだけを買ってくる
- □「料理を手伝って」と頼むと、何をしたらいいかわからない
- □「洗濯をしておいて」と頼むと、洗濯だけをして干さない
- □「掃除をしておいて」と頼むと、自分の部屋だけを掃除する
- □「子どものことを見ていて」と頼むと、ただ見ている
- □ 留守番を頼んだら、自室にこもって子どもの世話を忘れていた
- □「どうしてこれもやっておいてくれなかったの？」と言うと困った顔をする
- □ 頼んだことしかやってくれないことに腹を立てても、夫はなぜ妻が怒っているのか理解できない

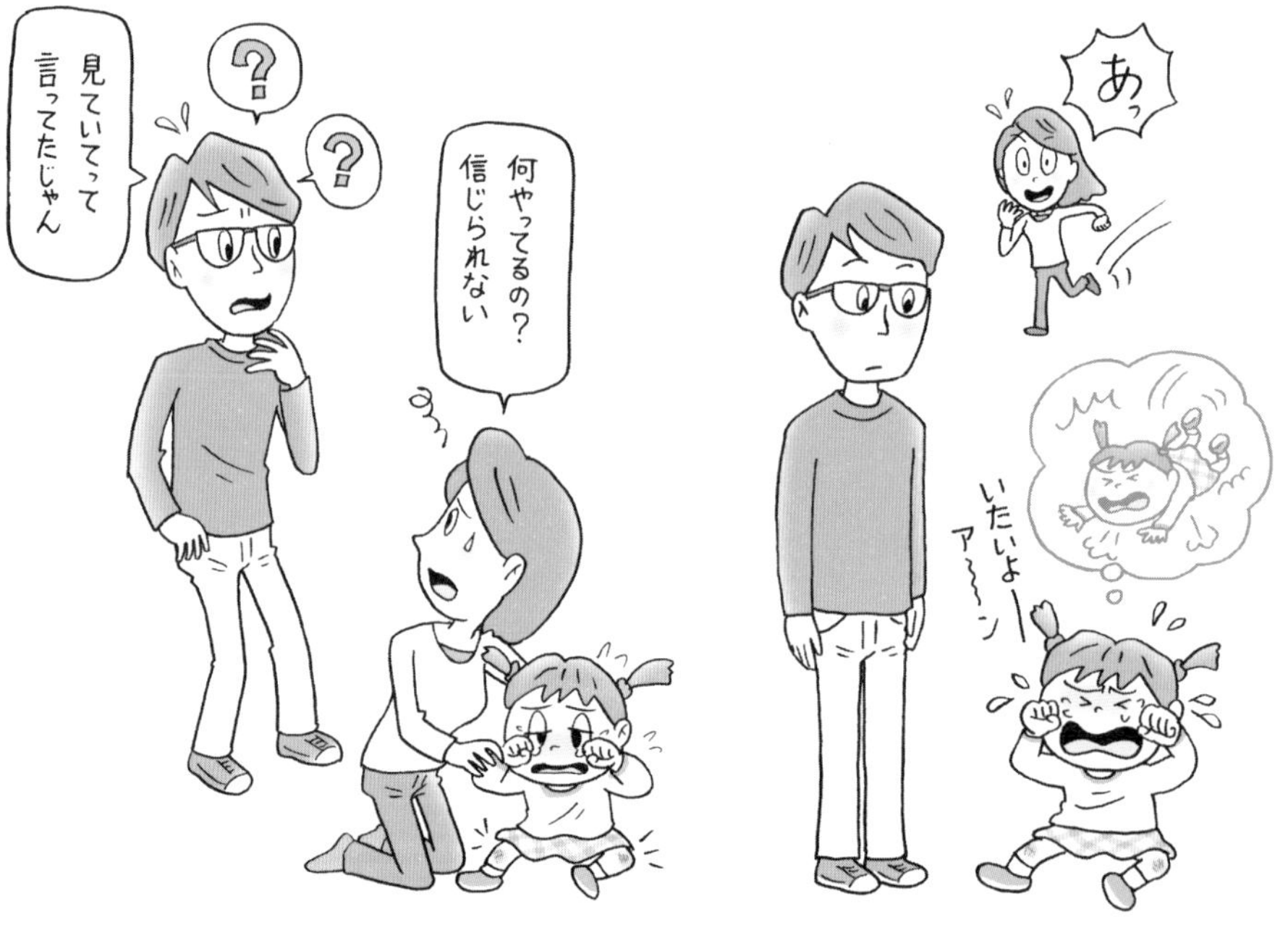

?
?
見ていてって言ってたじゃん
何やってるの？信じられない
あっ
いたいよー
アーーン

夫の行動チェック❻

［何ごとも自分の思い通りにやろうとする］

家族のことはすべて自分が仕切ろうとする。あるいは、自分の思い通りにならないと急に不機嫌になったり、大声を出したりしませんか？

- □ 自分の興味のあることには家族の都合におかまいなく何時間でも没頭する
- □ 物事がスケジュール通りに進むと安心する
- □ 同じ時間に出勤し、同じ時間に帰宅する
- □ 家族のスケジュールを管理したがる
- □ 人の失敗をすぐに指摘する／妻の失敗に厳しい
- □ 白黒をはっきりつけたがる
- □ 自分が立てた計画通りにいかないと不機嫌になる
- □ 自分と異なる意見を認めようとしない

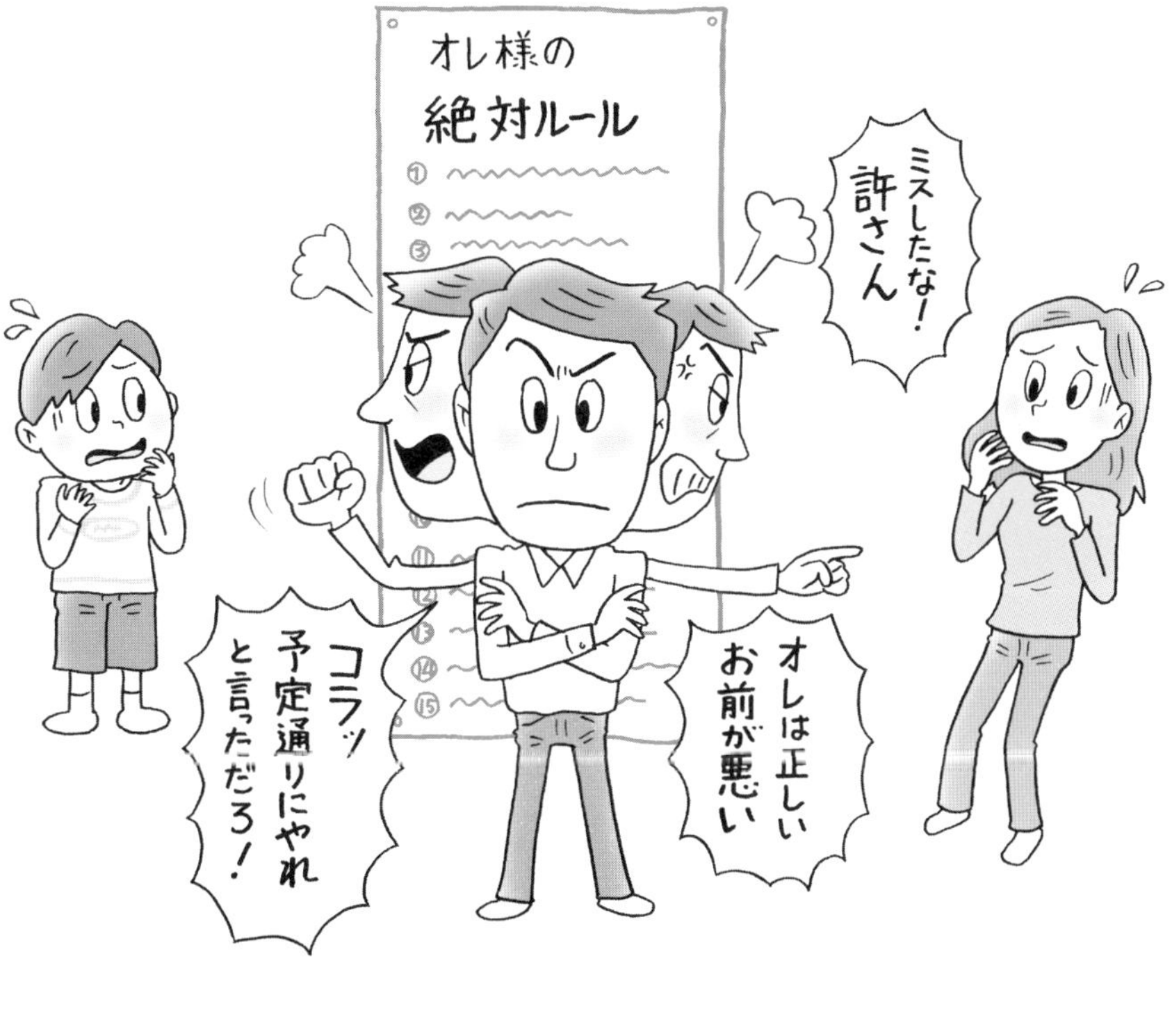
オレ様の
絶対ルール
ミスしたな！許さん
コラッ 予定通りにやれと言っただろ！
オレは正しい お前が悪い

夫の行動チェック❼

[妻の大変さが理解できない]

職場では仕事をしっかりこなしているのに、
自宅では何をしていいのかわからなかったり、
妻の大変さが理解できなかったりすることはありませんか？

- □「そのぐらいやってよ」と言ってもきょとんとしている
- □ 苦手なことは絶対にやらない
- □ 自分から妻を手伝うことはない
- □ 妻から具体的な指示があったときだけ手伝う
- □ 妻がいないと何もできない
- □ 妻が疲れていることに気がつかない
- □ 妻が病気で寝込んでいても「ぼくのご飯は？」などと言ってくる
- □ 子どものことで相談しても興味がない

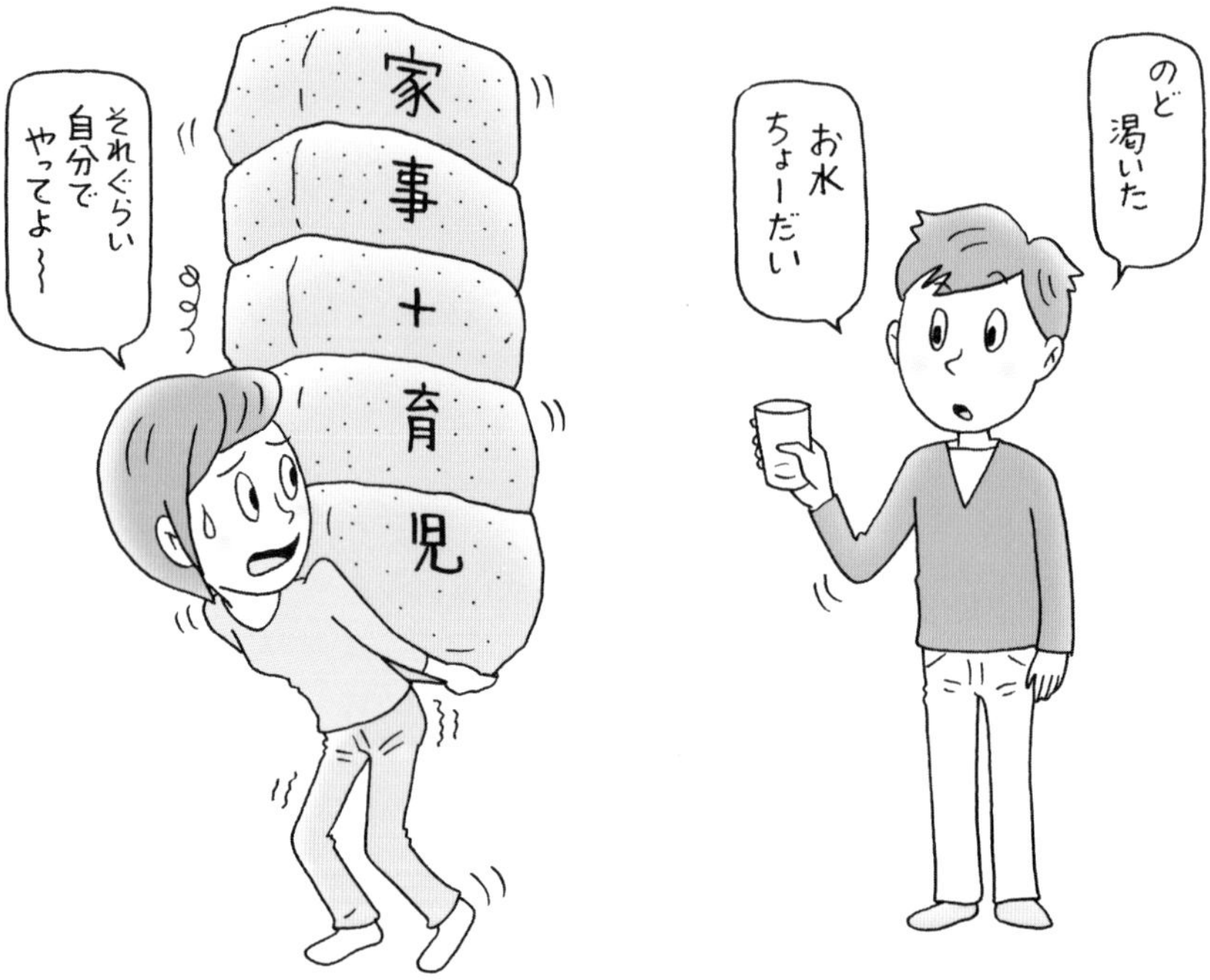

のど渇いた
お水ちょーだい
家事＋育児
それぐらい自分でやってよ〜

夫の行動チェック❽

[家族より自分優先]

家族で過ごす時間を大切にしたり、
家族そろって出かけたりするよりも、自分の趣味を優先し、
一人の時間をつくろうとする傾向はありませんか？

- □ 家族のスケジュールはすぐに忘れてしまう
- □ 自分のスケジュールを優先しがち
- □ 何時間も自分の部屋から出てこないことがある
- □ 何かに夢中になると、食事もしないことがある
- □ 家族旅行や家族との外食などに消極的
- □ 子どもが自分のものに触ったりすると異常に怒る
- □ 子どもの前で言ってはいけない話題を平気でする
- □ 何度も仕事を変える

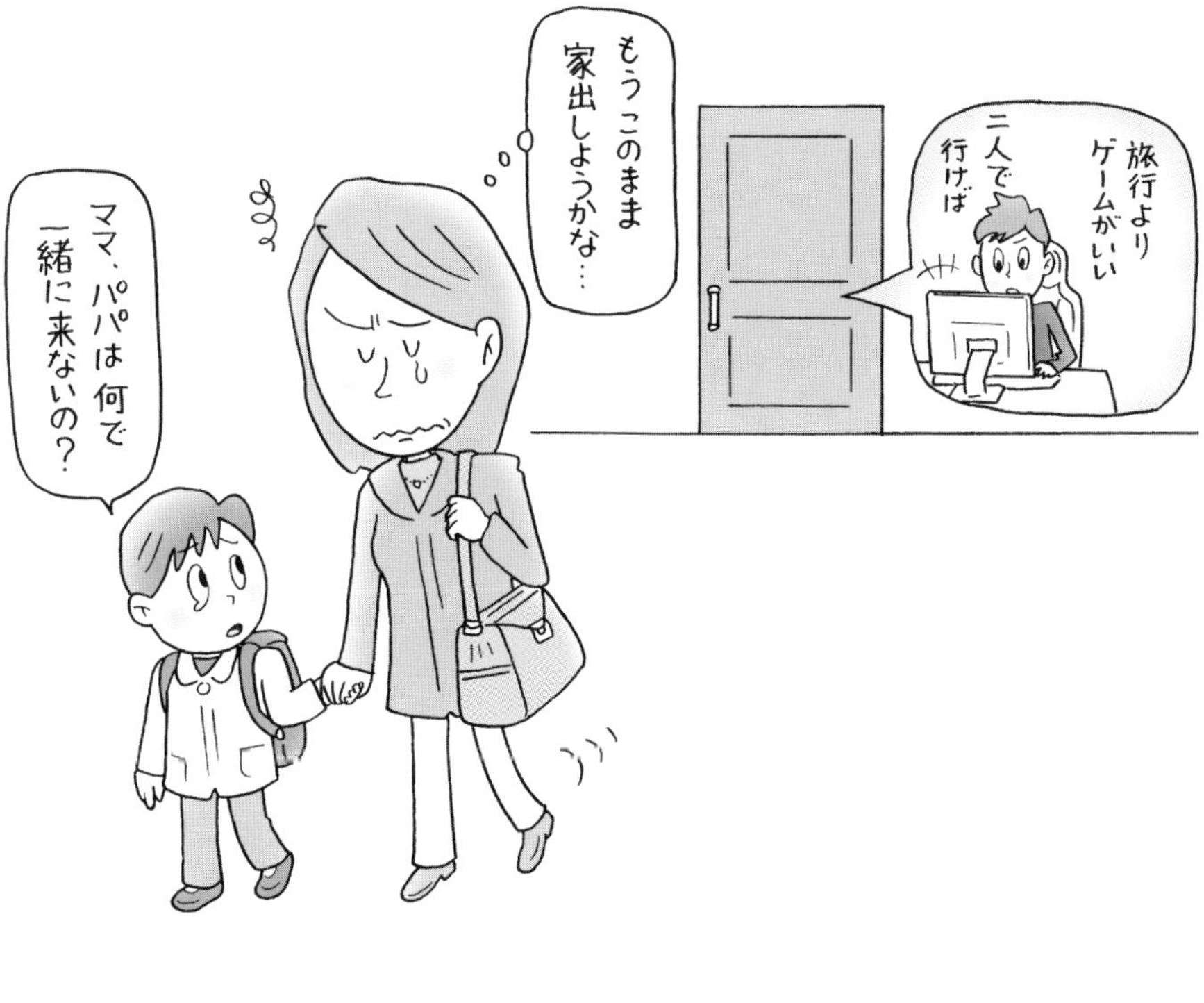
旅行よりゲームがいい
二人で行けば
もうこのまま家出しようかな…
ママ、パパは何で一緒に来ないの？

夫の行動チェック❾

[独特の金銭感覚がある]

極端にお金に細いタイプや、逆にお金にルーズなタイプなど、
夫との金銭感覚の違いに戸惑うことはありませんか？

- □ 極端にケチなところがある
- □ 気に入ると衝動買いをすることが多い
- □ 家族には節約を求めるのに自分は好きなだけお金を使う
- □ 買い物に行くと進められるままに買ってしまう
- □ お金にルーズだと思う
- □ 同じものをいくつも買ってしまう
- □ 妻に黙って高額商品を買ったことがある
- □ 金銭トラブルに巻き込まれたことがある

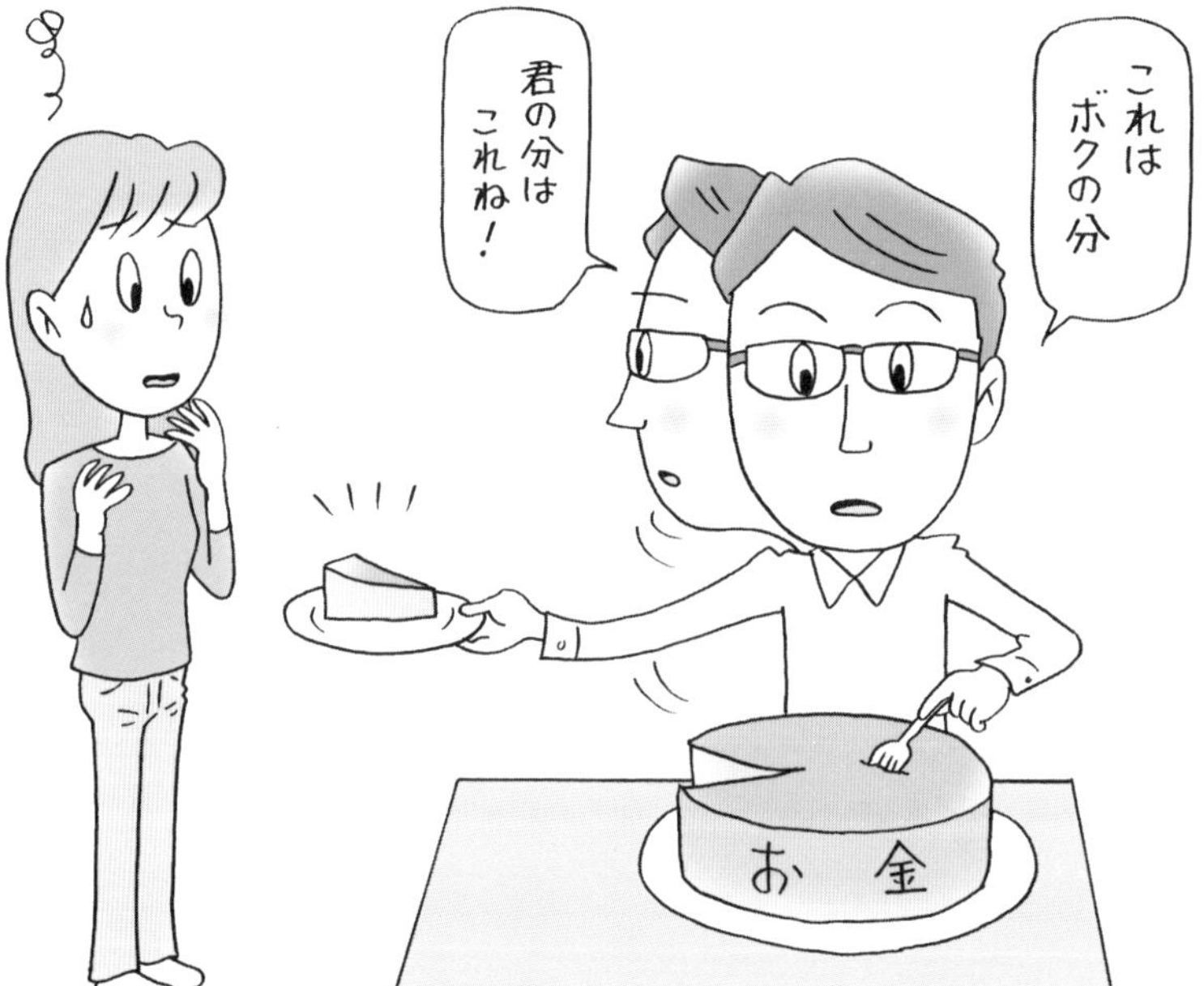

夫の行動チェック⑩

［夫婦生活が乏しい］

夫婦だけの会話や時間を楽しんでいますか。

「夫が自分に興味を持っていないのでは？」と思う瞬間はありませんか？

- □ 夫婦なのに触れたり触れられたりすることを嫌がる
- □ いわゆる“夫婦生活”が希薄
- □ 甘えたり甘えられたりすることがほとんどない
- □ 夫婦らしい会話がほとんどない
- □ ベッドに入ると夫はすぐに眠ってしまう
- □ 妻の服装やメークの変化にまったく関心がない
- □ 妻というより母親のように接すると喜ぶ
- □ いわゆる“夫らしさ”に欠ける

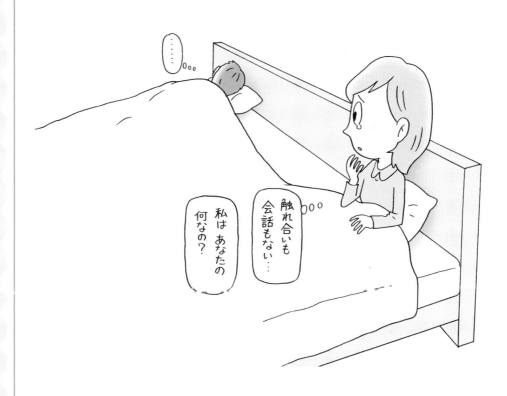

COLUMN

ASの夫は〝目に見えない〟夫婦の常識が理解できない

ルールは、社会だけではなく家庭にもあります。そして、夫婦だけに通じる特別なルールがあります。しかし、ASの特性のある夫やパートナーはそれらが理解できず、さまざまなトラブルを引き起こす要因になりがちです。なぜなら、ASの人は常識やルールのように〝目に見えないこと〟を自然に理解することが難しいためです。

学校の校則や会社の規則であれば、たいてい文字化されており、理解することは難しくありません。しかし、夫婦や異性間には「暗黙の了解」や「あ・うんの呼吸」などのルールがあります。通常、こうしたルールを文字に書くことはしません。

ASの特性のある夫やパートナーは、妻から目くばせや身振り手振りなどのサインを送っても瞬時に理解することは難しく、無視したり、逆に不都合なことでも声に出して言ってしまったりします。

また、ASの特性のある夫やパートナーは、自分が正しいと思ったら、妻の立場などに関係なく、自分の思う通りにやるという行動原理があります。相手にどう思われようと、本人は「正しい」と思っているため、その行動をやめさせることは困難です。

さらに、自分のルールを家族に押し付けて迷惑がられることもしばしば起こります。それを無理にやめさせようとすると、パニックを起こしたり、へそを曲げてしまう場合もあります。

夫婦間に起こるこうしたさまざまなトラブルは、夫婦の常識が「共有」できていないことに端を発していることが多いのです。

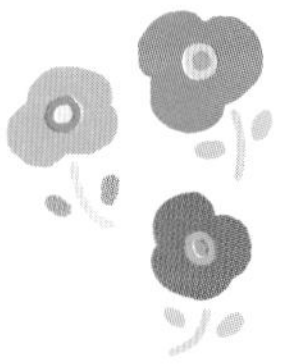

第2章

ASの男性が熱烈プロポーズをする理由

発達障害は子どもだけの症状ではありません。発達障害のある子どもは、その特性を抱えながら大人になります。そうした男性も普通に社会に出て仕事に就き、異性に恋をする人もたくさんいます。それがもしAS（アスペルガー症候群）の男性だった場合、その純粋さゆえに、女性にとっては夢のような交際期間を過ごすケースがあります。

大人の発達障害とは

発達障害は、病気ではなく先天性の特性です。したがって、成長とともに特性の一部が目立たなくなることはあっても、基本的には特性のある大人になります。

発達障害は大きく三つに分類される

発達障害は、ＡＳＤ（自閉症スペクトラム障害）、ＡＤＨＤ（注意欠如・多動性障害）、ＬＤ（学習障害）という三つの種類に分類されます。

ＡＳＤは、おもにコミュニケーションの障害、社会性の障害、こだわり行動という行動面における認知特性があります。「自閉症スペクトラム障害」と呼ばれる通り、その特性のあらわれ方は多岐にわたりますが、中でも知的な遅れのないＡＳＤをＡＳ（アスペルガー症候群）といい、本書で扱っていくのはこのタイプに該当します。

ＡＤＨＤは、不注意、多動性、衝動性という行動面において顕著な特性があります。たとえば、集中力がない、物をよくなくす、忘れ物が多い、じっとしていられない、順番が待てないといった形であらわれます。

ＬＤは、一般的に「学習障害」と呼ばれており、「読む」「聞く」「書く」「話す」「計算する」「推論する」という六つの能力のうち、一つ以上の習得や使用に困難がある状態を指します。

ＡＳＤ、ＡＤＨＤ、ＬＤそれぞれの特性は、単独であらわれることもあれば、併存している場合もあります。

大人になっても特性は消えてなくならない

発達障害の特性は、成長の過程で経験を積み、知識を習得していくことで、あらわれ方が変わっていくことはあります。しかし、特性そのものが大きく変化したり、なくなることはありません。したがって、特性のある子どもは特性のある大人になります。

特性のあらわれ方は男女で異なる場合があり、男の子の方が特性は目立ちやすい傾向にあります。ただし、子どものうちはまだ人間関係が複雑ではなく、また親や先生などがサポートしてくれることが多いため、そこまで問題視されることもないまま、大人になるケースも少なくありません。

特に、知的な遅れの少ないASの場合、本人も周囲も特性に気づかないまま大人になるケースが多いものです。むしろ優秀な成績をおさめ、有名な大学に進学し、大手企業に就職して活躍しているケースもたくさんあります。

そうした男性は、いわゆる〝ハイスペック男性〟として社会に存在しているのです。

AS（アスペルガー症候群）の基本的な特性

マイペースな対人関係

- 相手の気持ちや状況を想像するのが苦手
- その場の空気を読んだり、その場に沿った発言をすることが難しい
- 人見知りを（あまり）しない
- あいまいな話や指示を理解することが苦手
- 人の話に共感を示しにくい
- 相手の表情や身振り手振りといった非言語的コミュニケーションの理解が難しい
- 相手の発言をそのまま受け取りやすい
- 他人への興味が薄い
- 周囲からは自分勝手でわがままと思われることが多い

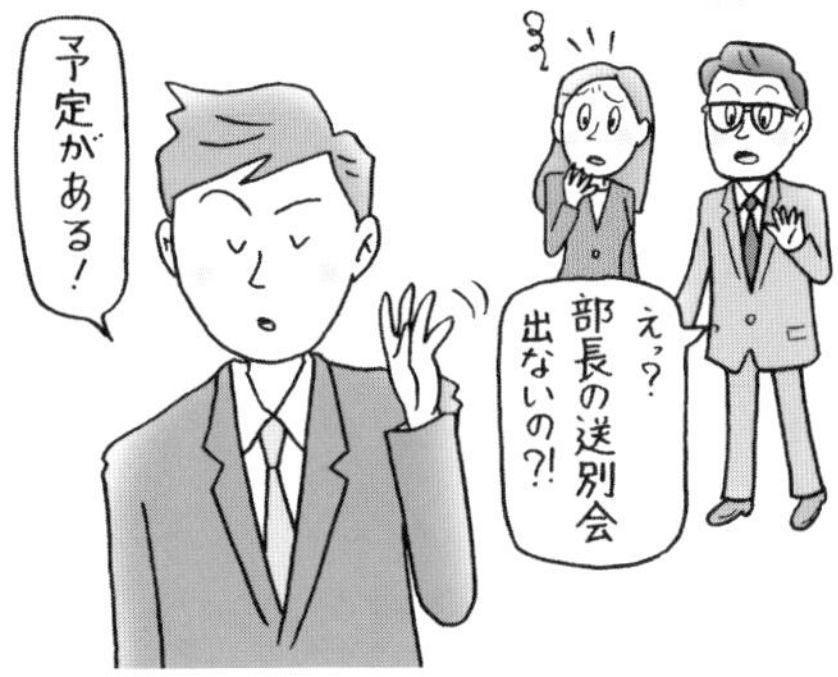

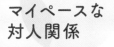

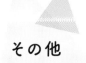

融通がきかない行動

- 決められたルールや手順に強くこだわる
- 臨機応変な対応が難しい
- 急な予定の変更や予想外のことが起きるとパニックを起こす
- 特定の物事に強い執着を示す
- 興味のないものにはまったく関心を示さない
- 感覚過敏、感覚鈍麻

その他

- ＡＤＨＤと同様の行動特性（不注意、多動性、衝動性など）を示すことがある
- 手先が不器用なことが多い
- 文字が乱雑なことがある
- 文章読解が苦手
- 一度に二つ以上の動作を行うことが苦手（スポーツなどが苦手）

カサンドラ症候群とは

カサンドラ症候群（カサンドラ）とは、ASの夫とコミュニケーションや情緒的な夫婦間の交流がうまくできずに悩んでいる妻の状態をいいます。

カサンドラとはギリシャ神話に出てくる悲劇の予言者

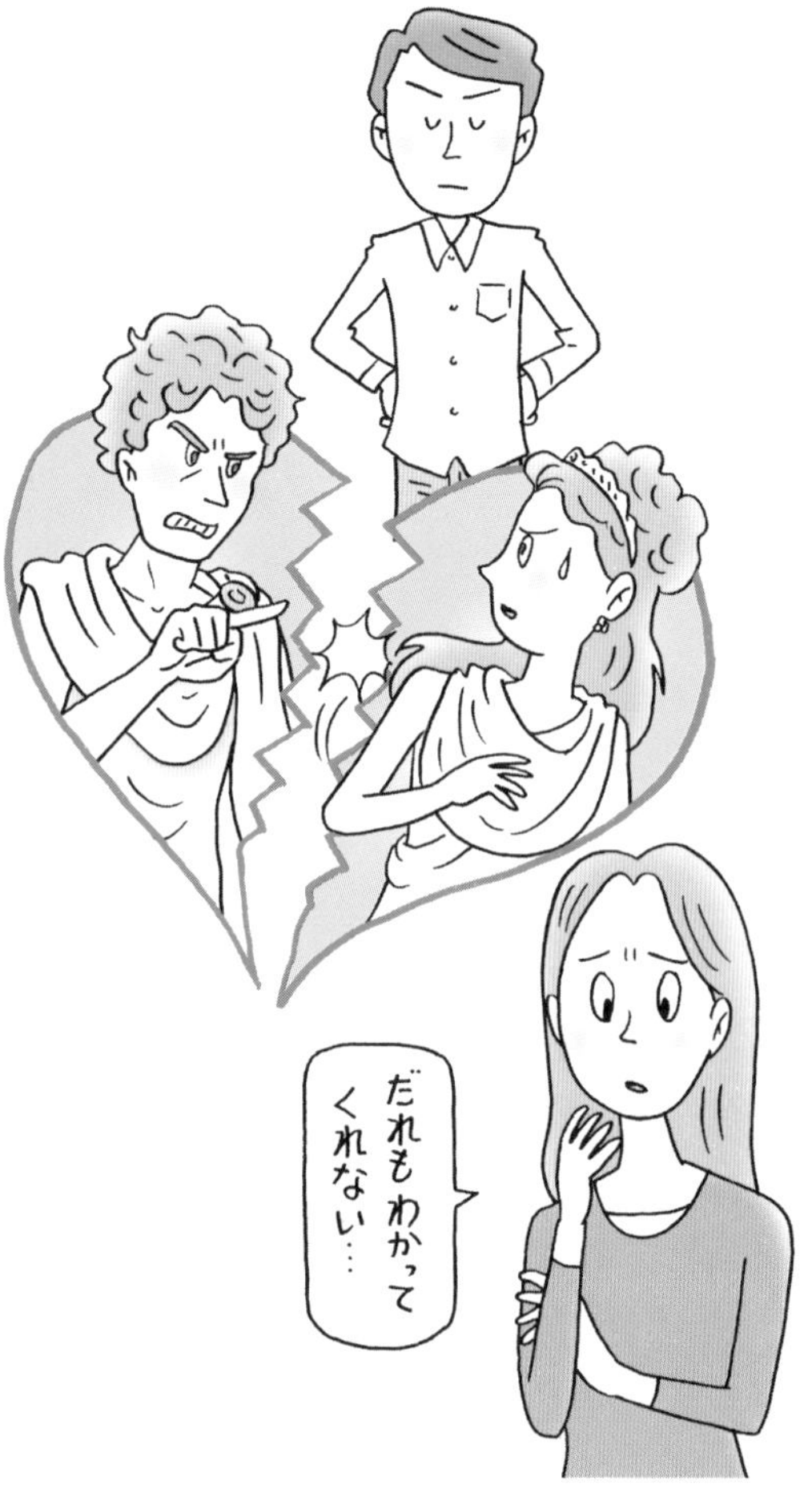

カサンドラ症候群（カサンドラ）は、医学的な診断名ではありません。しかし、夫と情緒的な交流（夫婦の会話や親密な関係など）が乏しいことを悩む妻の状態を、とても的確にあらわしている言葉です。

カサンドラとは、ギリシャ神話に出てくる悲劇的な予言者の名前です。トロイアの王女であるカサンドラは、アポロンに求愛されて予言の力を贈られます。しかし、その力を持ったカサンドラはアポロンの愛が冷める未来を予見してしまい、アポロンを拒絶します。怒ったアポロンは、カサンドラの予言を誰も信じないという残酷な呪いをかけました。そのため「トロイの木馬」を予見したにもかかわらず、誰にも信じてもらえずに非業の死を遂げるのです。

カサンドラとアポロンの関係が、

ASの夫との間に起こるさまざまなトラブルに悩む妻の状態をあらわしていることから、精神科の医師や臨床心理士の間では「カサンドラ症候群」が広く使われています。

ASの夫と情緒的な交流が取れない妻

ASの夫とその妻の間で起こる「夫とのコミュニケーションがうまくいかない」「子育てや家事を手伝ってもらえない」「妻の悩みを理解してくれない」「金銭感覚が理解できない」などのトラブルの多くは、発達障害の特性が深く関係しています。

ASDの特性は、社会性、コミュニケーション、想像性の未熟さですが、ASDの一つであるASの人は、学生時代には勉強ができ、社会に出ても真面目で優秀な人も多くいます。実は、学校のルールや会社の仕事などやることが決まっている物事に対して、人並み以上の能力を発揮できるのはASの特性の一つといえます。

一方、明確なルールのない「夫婦の関係」に、ASの夫はうまく対応することができません。そのため、夫婦の情緒的な交流がうまくいかず、妻は無力感や孤独感、さらに絶望感を覚えてうつ状態に陥ってしまうことが知られるようになってきました。

カサンドラの問題は周囲に理解されない孤独感

カサンドラとなった妻にとって、もっとも辛いことは周囲に理解されにくいことです。

カサンドラの抱える苦悩は一人ひとり、一つひとつ違います。夫が高圧的で、妻の人格を否定するような言葉の暴力に長年苦しめられている人もいる一方、夫は穏やかで、社会的にも優秀な評価をされている場合もあります。

後者の場合、周囲からは真面目でいい夫と思われているため、「自分の悩みを聞いてくれない」「子育てを手伝ってくれない」などと親や友人に相談しても、「立派なご主人じゃない」「あなたが至らないのでは？」などと理解してもらえず、ますます孤独感を深めていってしまうのです。

本書では、ASの男性の特性を理解し、どのように対応すればカサンドラの悩みを少しでも軽減できるようになるのかを考えていきます。

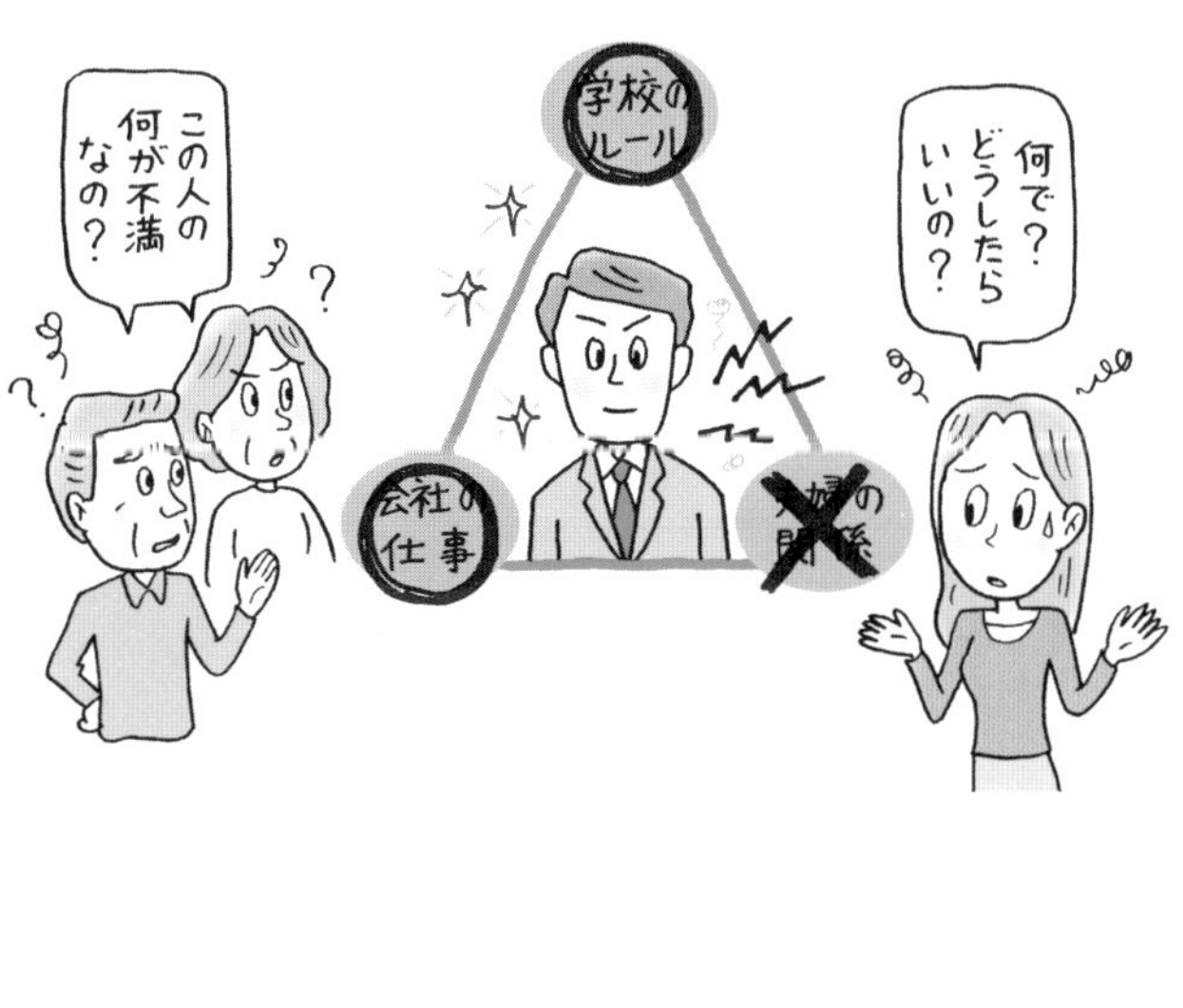
何で？
どうしたら
いいの？
学校のルール
会社の仕事
夫婦の関係
この人の
何が不満
なの？

カサンドラのパートナーとは

カサンドラのパートナーであるＡＳの男性は、ＡＳと診断を受けた人だけでなく、診断はされていないがＡＳの特性があると推定される男性のことも含んでいます。

ＡＳ傾向による会話や行動パターンが問題

カサンドラには、さまざまなレベルでの悩みがあります。当然、カサンドラのパートナーである男性もさまざまなタイプがあります。

本書で扱うカサンドラのパートナーとは、ＡＳの特性があると推定される男性たちです。正確にはＡＳと診断されている人と、ＡＳと診断されてはいないけれど、ＡＳの傾向のある人も含んでいます。

ＡＳ傾向があるというのは、未診断であっても男性がＡＱ（自閉症スペクトラム指数日本語版）というテストに回答し、かなり高い得点であった人（高機能自閉症やアスペルガー症候群の90％がこの得点に入る）と、妻の回答を基に、夫の特徴が「かなり高い」得点であった人がほとんどです。

近年のＡＳＤの考え方は、定型発達（発達障害のない人）と言われている人でも、自閉症の傾向を持っていること、そして個人差があるとされています。しかし、大多数の人たちが持っている自閉症傾向は低い得点圏に収まっています。その意味でも、カサンドラのパートナーは、妻から見てＡＳ傾向が平均よりもかなり高いと認知されている男性ということができます。

したがって、ＡＳ傾向が高いパートナーと暮らす際の問題は、ＡＳそのものというよりも、ＡＳ傾向による会話や行動パターンが問題なのだと考えられます。

カサンドラの問題はだれが悪いわけではない

それぞれの夫婦や家庭の中で起きていることは、どれも日常的でささいな会話の積み重ねであったり、ときには決定的に大きな出来事であったりとさまざまです。しかし、いずれもＡＳの夫と妻の気持ちの根本的なところで、二人の感じ方は大きくすれ違っていて、それぞれのシーンで妻は傷ついています。

特に、妻に対して攻撃に転じたときの夫の言葉は、あまりにも論理的であるがゆえに鋭いナイフのようで、反論できないままに妻の心に突き刺さります。しかも、妻が周囲にそのことを話しても「だれもわかってくれない」という経験が折り重なっていくのです。

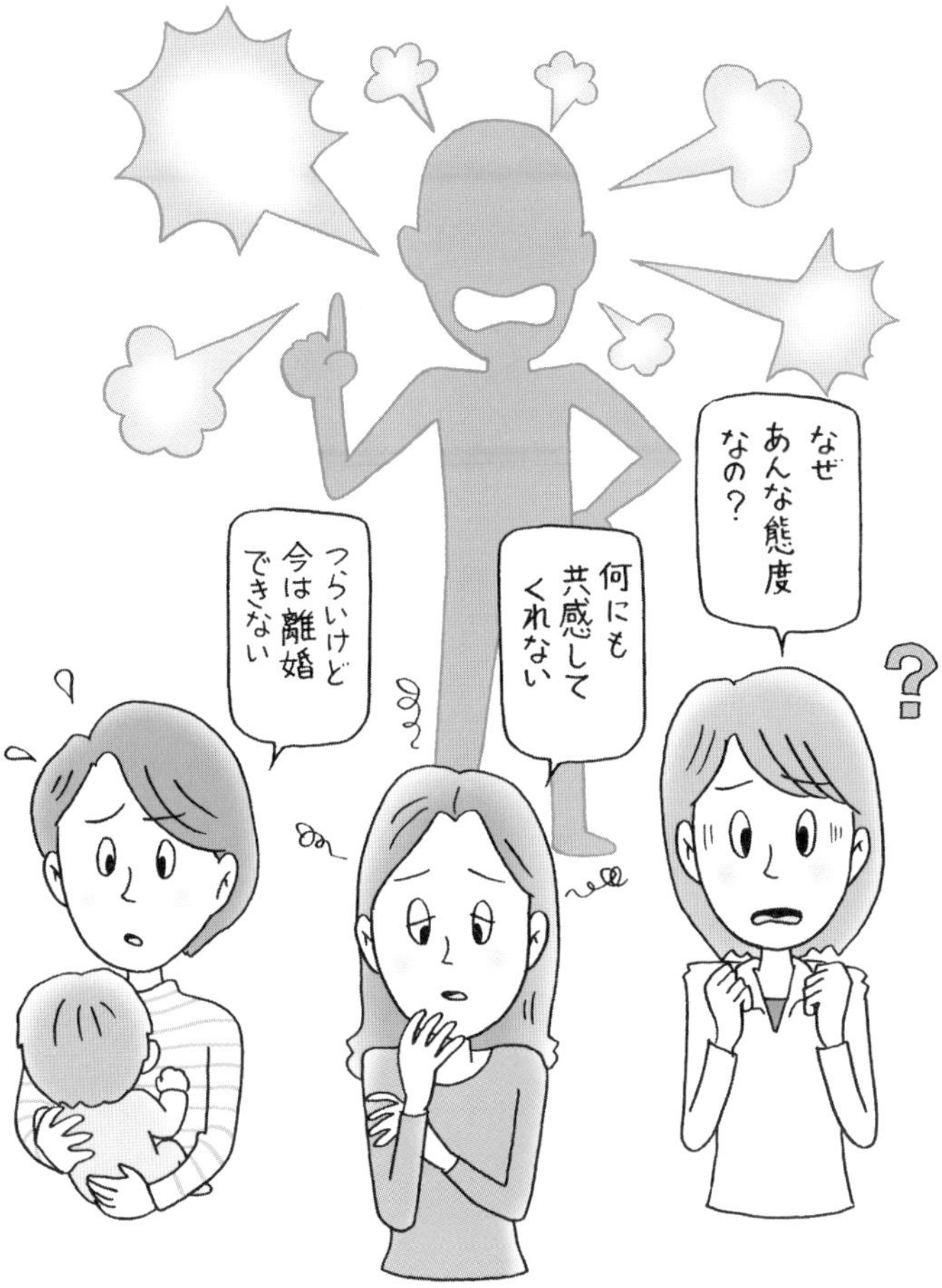
なぜあんな態度なの？
何にも共感してくれない
つらいけど今は離婚できない

しかし、カサンドラの問題はだれが悪いということではありません。特性のある人が悪いわけでも、特性に気づかない人や自覚していない人が悪いわけでもありません。また、特性に対応できない人が悪いわけでもないのです。

本書は、ASの特性を理解することで、一緒に暮らしていくためのヒントを見出していきます。実際に、夫と別居や離婚を考えている妻、まだ子どもが小さくて離婚や別居とは別の選択肢も考えられない妻など、八方塞がりになって希望が見出せないと思っている妻たちが、ASを理解することで、ASの特性のある夫との生活の困難さを、解決とまではいかなくても、やわらげていくことは可能だと考えます。

それではカサンドラの苦悩とその解決法を、パートナーとの出会いから見ていきましょう。

AS男性は基本的に不器用で優しい

カサンドラという視点から見ると、ASの男性にポジティブなイメージを抱くことは難しいかもしれません。しかし、ASの男性は本来、とても優しくて純粋です。

純粋ゆえに普通ならやらないことを大真面目にやる

意外に思うかもしれませんが、ASの男性は、とても優しく、純粋です。積極的で、自信に満ちており、確固とした信念に基づいて意思決定ができるタイプです。あるいは、口数は少ないけれど優しく、恋人を尊重するタイプです。

どちらのタイプもどこか世間ずれしていない真摯な態度があり、マイペースで心穏やかです。成功している人も社会的にどこか不器用で、女性のサポートを必要とし、実際にサポートをしてあげると、とても歓迎してくれます。それに、何といっても正直なのがASの男性の大きな特徴です。

ある女性のケースでは、付き合いだしてまだ日が浅いのに、彼が突然リムジンで家まで迎えに来て、愛を告白されました。まさにバブル期の話ですが、そんなことを洒落や遊びではなくやる人は滅多にいません。彼女は、リムジンで迎えに来てくれたことより、そんなことを大真面目

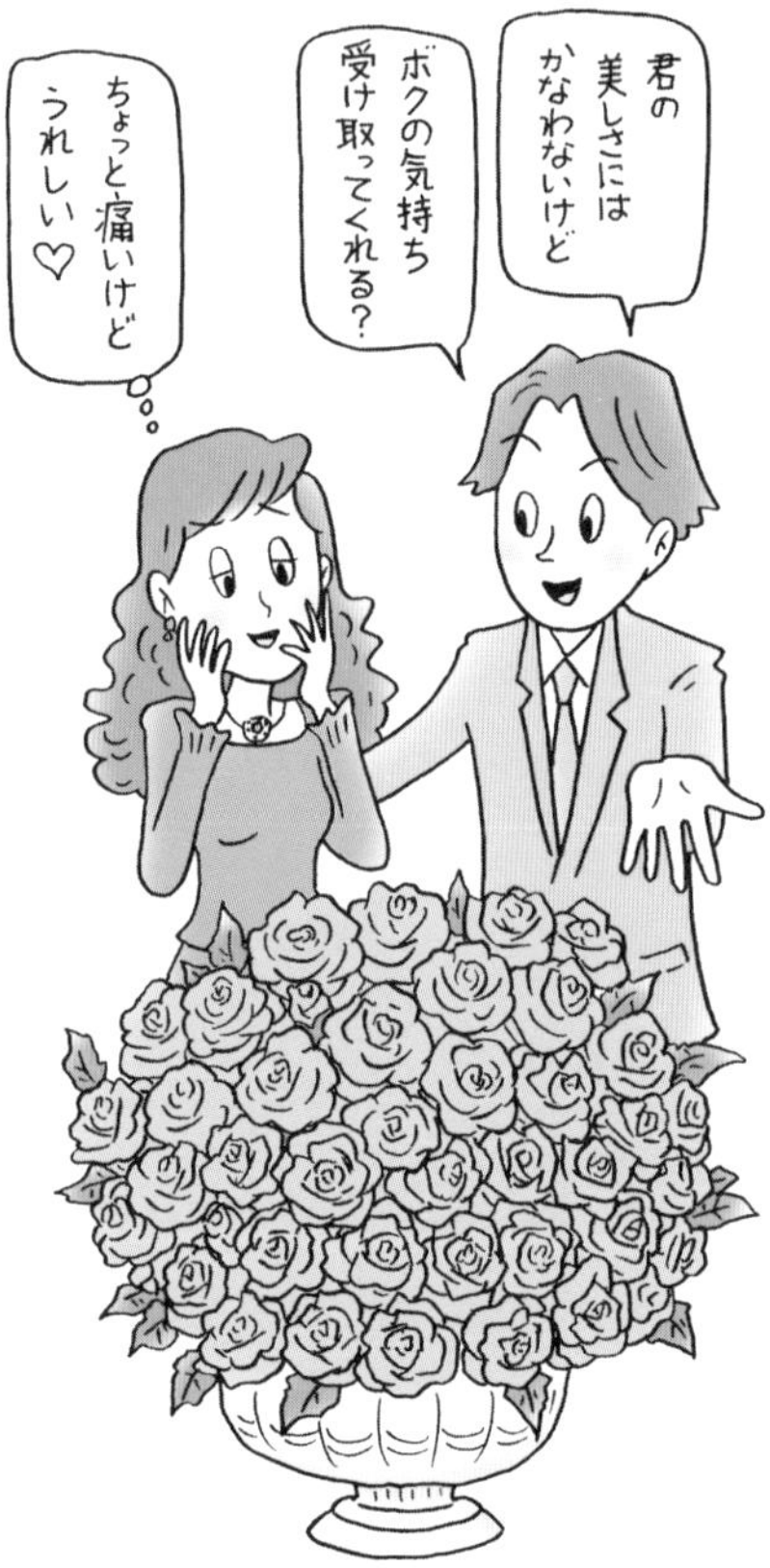

君の美しさにはかなわないけど
ボクの気持ち受け取ってくれる?
ちょっと痛いけどうれしい♡

にやってしまう彼の純粋さに惹かれました。

また、ホテルのバスタブをバラの花で埋め尽くすようなサプライズを用意していた男性もいます。どちらにも共通するのは、映画の中で女性に手慣れた男性しかしないようなことを、どこか不器用な男性が一生懸命やっている姿が、女性の心に届くということです。

比較的短い恋愛期間で結婚に至るケースが多い

結婚に至る過程では、比較的付き合う期間が短く、女性を尊重し、大切にするタイプが多いものです。

短い恋愛期間で結婚した人は、「猛烈にアタックされた」という言葉をよく使います。遠距離にもかかわらず、知り合ってまだ日が浅いうちから、毎週のようにバイクで通ってきた彼の熱意に押し切られた女性のケースもあります。

彼の行動は、女性たちを驚かせ、最初のうちはいぶかしくも思うのですが、決して執拗ではありません。安全を脅かしたり、危険に感じるような強引なことはしません。ASの男性たちは、まるでゲームのような恋愛をしたり、性的に迫ったりする印象が薄く、健全で安心な人たちであるように女性には映ります。

そして、常識にとらわれず、事実を重んじるので偏見がありません。女性たちの中には、自分の欠点を率直に指摘された人もいます。いつもほめられていることが疎ましく感じられていたときだけにとても新鮮で、正直な人だという印象を持ち、それが男性に対する信頼感につながって結婚を決意した人もいます。

AS男性は相手が喜ぶと自分もうれしくなる

女性は、他の男性たちと違って、ASの特性のある彼らに、率直で、駆け引きがなく、下心がないと感じます。

あるAS男性は、兄の借金で悩んでいた彼女に、まったく押しつけがましくなく、その借金の肩代わりを申し出ました。

慢性疾患で結婚を悩む女性には、「そんなこと関係ない。絶対に結婚しよう」と迷いなく答えてくれました。それまで付き合っていた優柔不断な男性とは対照的に、結婚に至るときの男性のきっぱり決断する姿を覚えています。

女性たちは、そんなちょっと「変わり者」の愛すべきパートナーをうれしそうに見つめます。ASの男性は相手が喜んでくれると、自分もとてもうれしくなります。相手を喜ばせたい一心で、付き合いの進捗とは釣り合わない高価なプレゼントやサプライズをすることもあります。その不器用さや揺るぎなさに女性たちは惹かれていくのです。

自分に優しくしてくれる女性に惹かれる

対人関係やコミュニケーション、想像性の欠如といった特性のあるAS男性にとって、それらをすべて持ち合わせている優しい女性に惹かれやすいといえます。

責任感が強く共感性の高い女性に頼りたい

ASの男性は、対人関係やコミュニケーションがあまり得意ではなく、友人関係も広くありません。そのため、女性の自分に対する優しさに強く惹かれます。

夫との生活の中で、気持ちが折れてしまうまで自分が変わろうと耐えて努力してきたカサンドラたちを見ると、その責任感の強さ、温かさや優しさに、結婚前からASの男性たちも気づいていたのだと考えられます。

では、ASの男性を選んでしまう女性には特徴があるのでしょうか。ある傾向の女性が必ずASの男性を選択してしまうというわけではありませんが、女性たちの成育歴から見えてくることはあります。

たとえば、自分の生い立ちの中で、長女としての責任を担い、親に対していろいろな出来事を相談ができなかった人。離婚や死別などで一人残された母親を支えてきた人。厳しい親との確執で若いときから一人で頑張ってきた人。親に苦労をかけず、明るく過剰なほど社会に適応してきた人、などが多いように思われます。

つまり、本当は自分自身が親や友人に頼りたいという気持ちを抑えていて、人から頼りにされ、共感性が高く、責任感が強い人が多いということです。そして、その女性の責任感の強さや共感性の高さ、優しさにASの男性は頼り、惹かれていったと思われるのです。ASの男性たちの見る目はたしかなのです。

結婚前はどこか不器用で少し「変わり者」と思っていたけれど……

また、ASの男性は想像することが苦手です。そのため、大勢の人が集まるパーティーなど、対応しなければならない相手の人数が増え、他者の意図や感情を読むことが複雑になってくると、コミュニケーションはお手上げになります。聞き役にまわったり、子どもたちと遊びだします。それに対し、カサンドラたちは、明るく、自信に満ちていて、おおむね社交的で、コミュニケーション力があります。

　ASの男性はそのような女性の社交性、また自分自身に対する気配りを、自分が安心して信頼できる相手と感じ、絶対に必要な存在だと思うようになります。そんな彼女への求愛に何としても「YES」と言ってもらうために、ASの男性は一生懸命、彼女が喜ぶこと、彼女が過去に喜んだ実績があること、また世間的に効果があると言われるようなことを一生懸命しようとします。

　彼らの真摯な求愛行動は、「結婚」を決めかねている女性の心に直球で届きます。彼女たちは「夫と知り合ったとき、私は輝いていた」と感じています。

　実際にそのとき、明るく社交的な彼女たちは仕事も懸命に取り組み、能力を発揮し、職場でも評価されていました。それに加えて、ASの男性から「君は特別だ」という「自分のすべてが許容され尊重されている」メッセージを受け取っています。

　したがって、結婚前に「夫のことを本当にわかっていなかったのか?」と問われれば、どこか不器用でちょっと「変わり者」だとは思っていても、結婚前の状態が永久に続くと思っており、現在の状態になることなど、まったくわかっていなかった、というのが答えです。

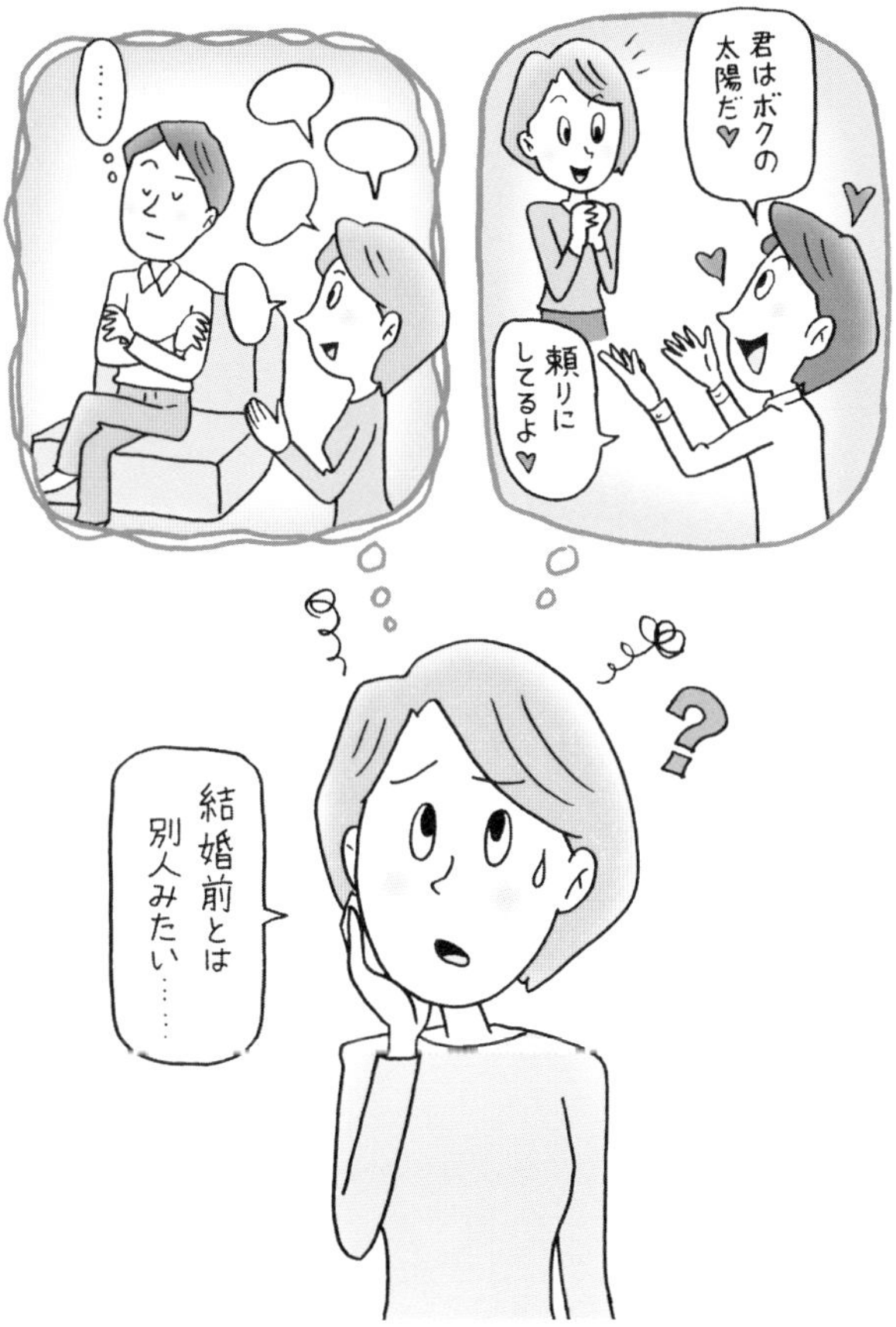
君はボクの太陽だ♡
頼りにしてるよ♡
……
結婚前とは別人みたい……

経済的に安定している理想的な相手

ASの男性を結婚相手として選ぶ理由の一つに、彼らの経済的安定性があります。ただし、それがのちにカサンドラを苦しめる理由にもなっています。

条件的には売り手市場のAS男性

ASの男性を結婚相手として選ぶ理由の中には、彼らの持つ経済的安定性があります。どんな職業に就いていても、結婚しようとするときのASの男性たちは、収入において安定性を確保しています。

女性との結婚を前提としない交際を望んでいて、「きれいな女性にもてたいんです」というASの独身男性がいました。彼がもてたいのは「結婚相手を探すことについては何の問題もないから」です。自分は周囲の男性よりも年収が高く、結婚相談所に登録すれば条件的には売り手市場だと知っています。

AS男性は正直なので、気を遣わなくていい相手なら、真実であれば謙遜もせず、思ったことをそのまま平気で言ってしまうことがあります。真実であれば正しい行為だと信じているので、それを聞いて相手がどう思うか、自分はどう思われるのか、考えなくてもいいと思っているのです。

結婚相手として彼らが売り手市場なのは事実です。すべてではありませんが、社会に適応しているAS男性たちはとても真面目で働き者です。誠実な姿勢、独特のこだわりや断固とした信念は、組織でも一目置かれます。その姿に女性は魅力を感じます。能力が高ければ、組織の中でも重用され、社会的地位も高くなるので、結婚相手としては申し分ありません。

彼らにはそれほど競争心はありませんが、目標が設定され、競争を始めれば必ず負けまいとします。他の社員の住まいやクルマについての情報を得ると、彼らと比較してマンションやクルマなどにお金をかける人もいます。そのため、他人からは望ましい結婚相手であり、恵まれた結婚生活だと羨望される可能性が非常に高いのです。

カサンドラの問題は だれが悪いわけではない

前述の男性のように身勝手に聞こえる発言でも、彼らにはまったく悪気はありません。さらに、自分の中に矛盾がありません。高学歴、高収入という条件ではなくても、AS男性の悪気のない純粋さは、優しく真っすぐな人柄として受け取られ、結婚相手として周囲にも良い印象を与えます。純粋な求婚のエピソードを知ればなおさらです。

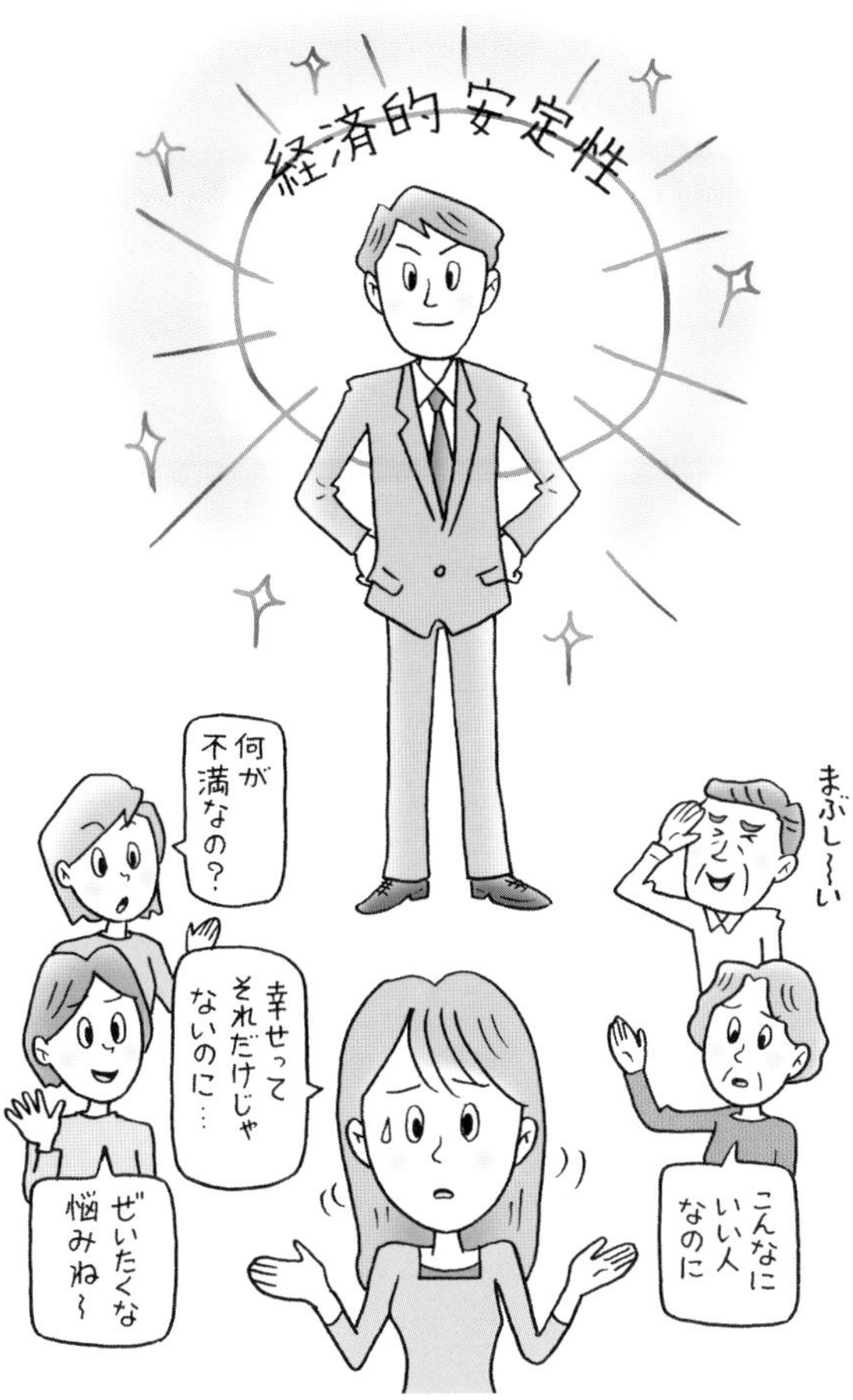
経済的安定性
まぶし～い
こんなにいい人なのに
何が不満なの？
幸せってそれだけじゃないのに…
ぜいたくな悩みね～

妻がAS傾向の夫との気持ちを分かち合えない苦しさは、結婚後にたくさんの疑問とともにじわじわと迫ってきます。そのとき周囲に相談しても、こんなに好条件の男性と結婚したのに、妻が求めすぎていると受け取られてしまうのです。なぜなら、それはある意味事実だからです。

実家の両親や親類からは、多少困ったところがあっても、悪気もなく、社会的に問題ないのだから、寛容になるべきだと諭されるでしょう。ごく親しい友人に相談しても、実家の両親や親類と同じメッセージを受け取ることは珍しくありません。

しかし、社会的にはどんな好条件の相手でも、夫婦になってからの情緒的な関わりの乏しさは妻を孤独にします。人が羨む生活に見えることが、AS傾向のある夫との葛藤をかえって見えにくくしているのです。

他者とのコミュニケーションや交流を苦手とするASの男性と結婚することによって、夫婦という親密な関係の中で、さまざまな心の葛藤や孤独と直面するのが「カサンドラ」なのです。

COLUMN

ASの夫を選んだことは「自己責任」？

カサンドラの問題について語るとき、しばしば聞かれる質問があります。それは、

「そんな男性をどうして選んだんですか？」

「結婚する前に相手の男性のことがもっとわからないものなんですか？」

というものです。ここには、「選んだ女性にも責任があるのでは？」という自己責任論のニュアンスが含まれています。

では、普通の男性に置き換えて考えてみるとどうでしょうか。後に夫となる男性と恋愛関係だったころと結婚後と比べて、「思った通りの人だった」「夫の言動や態度は結婚後もまったく変わらない」というケースは案外少ないのではないでしょうか。

むしろ、「この人にこんな一面があったのか」「こんなことを言う（する）人だとは思わなかった」など、一緒に暮らすようになったからこそ判明したこともあるのではないでしょうか。だれでも相手のすべてを把握することなどできません。

ASの男性は特性ゆえに、「この人」と決めた女性に対して一途に、ストレートに愛情を表現し、アプローチする傾向があります。大切にされて嫌な気持ちになる女性はいません。「この人なら大丈夫」「ずっと自分を愛してくれる」と確信して結婚を決めたにもかかわらず、結婚後に手のひらを返されたのです。

しかし、カサンドラは自己責任という世間の認識はごく一般的なものであり、カサンドラ自身も、「私が夫を選んでしまったのだから」と自分に言い聞かせて、「仕方ない、何とかやっていこう」とずっと努力してきたのです。その苦しみと周囲の理解のなさが、カサンドラをさらに追いつめる要因となっています。

第

3

章

AS男性との結婚生活で起こること

～ 会話・行動編 ～

結婚生活がスタートすると、だれしも程度の差こそあれ、恋愛期間とはまた違った相手の一面を目の当たりにして、違和感を覚えることがあるものです。ＡＳの男性との結婚生活では、それがより顕著にみられたり、トラブルとなったりする場合があります。その代表的なエピソードについて見ていきましょう。

家族になると妻への態度が変化する

熱烈なアプローチを受けて結婚したはずでした。しかし、いざ結婚生活がスタートすると、今までの尊重されていた関係がいつの間にか変わっていることに気づきます。

結婚するまで尊重されていた関係は終了

ＡＳの特性として、感覚的なこだわりが強い、ルーティンが好き、変化が苦手、そして目的のないことはできない、などが挙げられます。これらはＡＳＤの「想像力」「社会性」「コミュニケーション」が苦手で、独特の「感覚」「こだわり」が関係しているからです。

そうした特性をふまえると、ＡＳの男性が求愛のために派手なサプライズを演出したのは、「この女性と結婚したい」という目的を見据えた行動だったとも言えます。そして特別な日にサプライズをするというパターン行動も、ルーティンが好きという特性ゆえだということがわかります。彼らにとってそうした行動や言動は矛盾も無駄もありません。

したがって、結婚という目的を達成したなら、目的のためにしていた行動や言動が変わる（あるいはしなくなる）のも、ある意味〝当然〟といえるのです。

しかし、夫がＡＳであることを知らずに結婚した妻は、結婚するまでは尊重されていた関係が、いつの間にか静かに夫の小さなこだわりで埋め尽くされ、日々の生活が平板なものになっていることに気づき始めます。夫にとってコミュニケーションは不要で、負担を感じるものになっていること、そしてコミュニケーションを求めたときに、夫から強く反撃され、逆に夫から責められることに、妻は驚きしかなくなるのです。

ＡＳの男性にとって結婚とはどんなこと？

ＡＳの男性にとって、他者と生活するという大きな変化は基本的にストレスです。ただ、自分のペースが崩されず、妻が全面的に生活のサポートをしてくれれば、困ることはあまりありません。ＡＳの男性は自分を全面的に信頼し、自分の言うことを聞いてくれて、相手を他者と思わないときに一番安定します。何か問題が発生したら、それを取り除くような解決をすればよいと考えます。

しかし、実際の結婚生活の中で、妻が夫の一部のように、思い通りに動いてくれることはありません。たとえば、妻は、テレビで知ったタレントの結婚の話や、友人の子どもの話など、夫のよく知らない話題をいきなり会話に持ちかけてきます。夫が疲れているときに、夫の得意な問題解決ではなく、最も苦手な情緒的なサポートを求めたりします。

結婚によって生じた新たな日常の問題は、それまでの対応パターンでは通用しません。ASの夫は極度の不安を感じ、非難されていると感じると、妻を敵だと思ってしまうことさえあるのです。

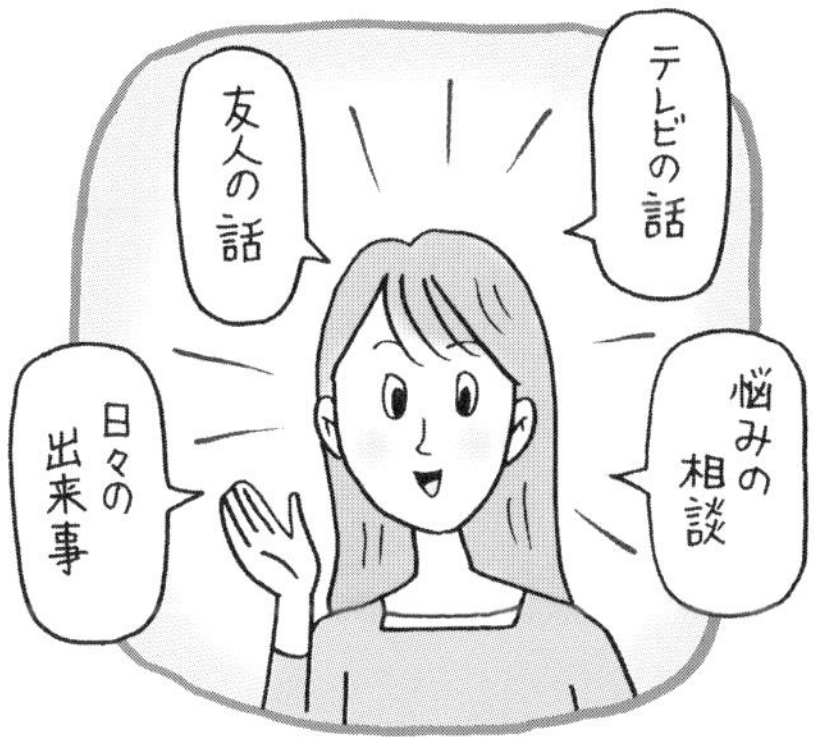
テレビの話
友人の話
悩みの相談
日々の出来事

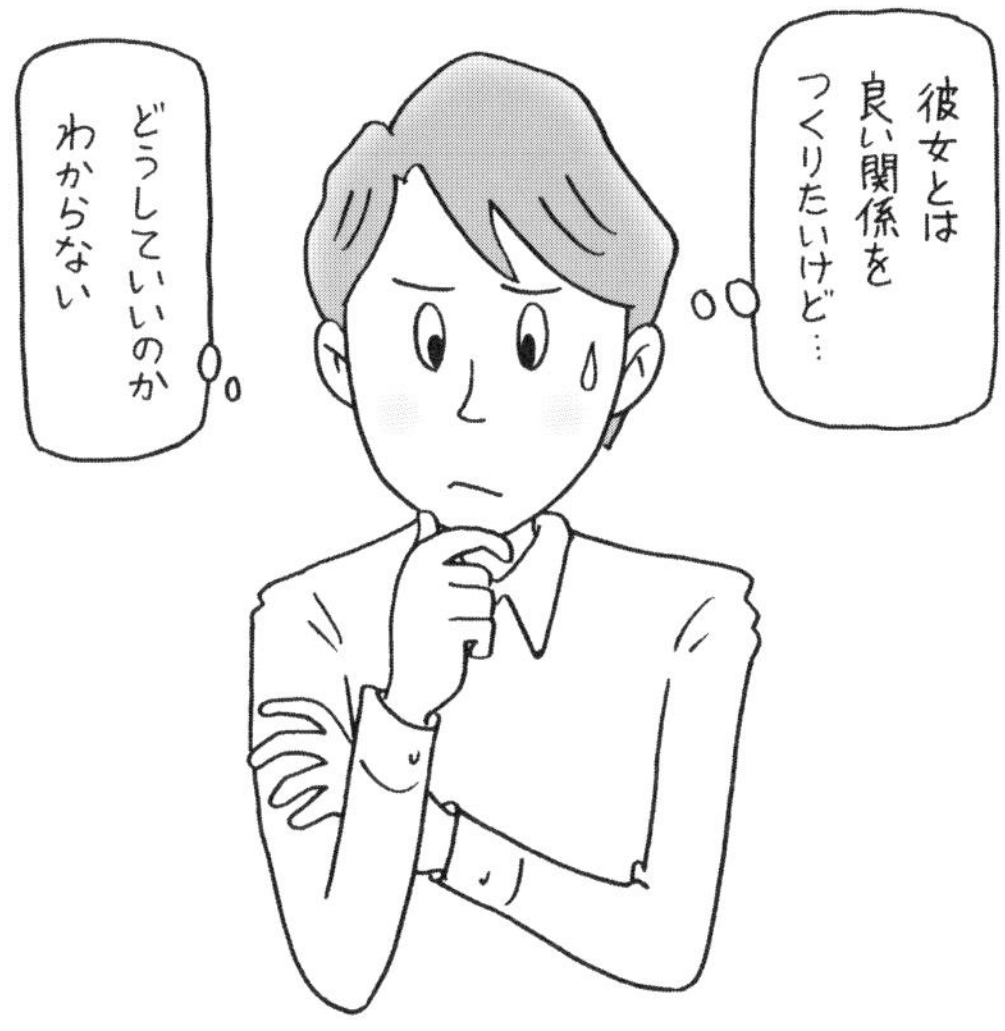
彼女とは良い関係をつくりたいけど…
どうしていいのかわからない

いい夫婦関係を構築し長続きさせるのは難しい

結婚すると、夫を「不器用でちょっと変わっているけれど愛らしいパートナー」と思っていたころにはもう戻れません。特性からくるさまざまな問題やすれ違いに直面し、どう接していけばいいかわからず、夫婦関係を築くのは容易ではなくなります。

ただ、ASの男性が皆そうであるとは限りませんし、妻と良い関係をつくりたいと考えている人もいます。

しかし、

●独特のコミュニケーション
●自分の都合優先
●融通のきかなさ

などから、ちょうどいい人間関係、心地いい夫婦関係を構築し、それを長続きさせることに困難がある場合が多いといえます。

次のページから、その具体例について見ていきます。

CASE －1

意思の疎通が難しい

ASの夫との間では、「話を聞いてくれない」「話しかけると嫌がる」「気持ちが伝わらない」「すぐ否定される」などの状況が起こり、関係がギクシャクする場合があります。

独特のコミュニケーションで関係がギクシャク

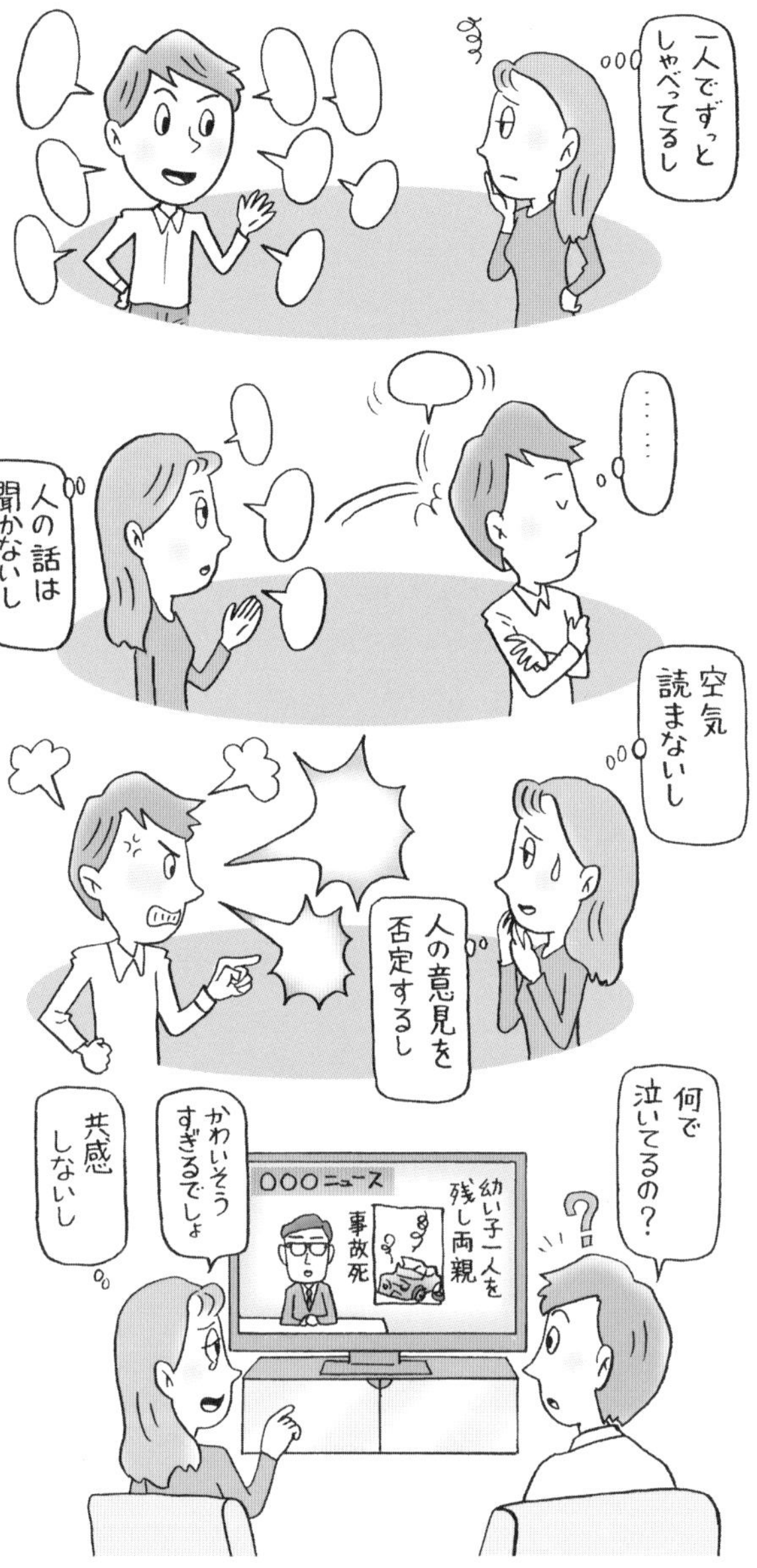

一人でずっとしゃべってるし
……
人の話は聞かないし
空気読まないし
人の意見を否定するし
何で泣いてるの？
○○○ニュース
幼い子一人を残し両親事故死
かわいそうすぎるでしょ
共感しないし

気持ちのズレが徐々に顕在化

ＡＳの夫とのコミュニケーションでは、時間とともに気持ちのズレを感じる場面が増えていきます。妻に対する物の言い方、テレビやニュースを見聞きしたときの夫の感想などに、人を気づかったり、心配したり、思いやるような言葉があまりないことに気づきます。妻が大切に思っていることを夫はそう思っていなかったり、妻が見ているものを見ていなかったり、妻の意図とは違う意味で物事を考えていることが、小さな驚きとともに妻の心に積もっていきます。

対応のPOINT

夫婦だけの会話パターンを見出す

ＡＳの男性は、コミュニケーションが苦手のため、夫婦の会話がギクシャクしていることに気がつかない場合もあります。そこで自分たちだけの会話パターンを見出してみましょう。

- **まずは聞き役に徹してみる**
- **伝えたいことを端的に表現する**
- **言われたくないことをルール化する**
- **適度に受け流すこともときには必要**

1 自分の意見を一方的に話す

自分の言いたいことだけ、自分の興味があることだけを、一方的に話しがち。話を途中でさえぎったり、話題を変えようとすると不機嫌になったり、口をきかなくなる場合があります。

2 興味がないことは耳を傾けない

妻の話に興味がわかないと、まったく聞いていない場合があります。妻の会社の話や近所の話など、自分に関係のない人の話には関心を持ちません。特にテーマのない“何気ない会話”が苦手です。

3 思ったことをそのまま口にする

純粋で正直であるがゆえに、その場の状況や相手がだれかにかかわらず、思ったことをそのまま口にしてしまうことがあります。その場の空気が悪くなっても、本人は何とも感じていません。

4 否定する、反撃する

ＡＳの人はこだわりが強く、自分の言うことが正しいと思っている場合も少なくありません。そのため、妻の考えや意見を否定したり、反撃したり、自分の意見を押し通そうとすることがあります。

5 人の気持ちに共感しない

ニュースやドラマなどを見聞きしても、被害者の気持ちや主人公の気持ちには言及しません。それは、事実だけを重視して人の視点に立てない、共感性に乏しいＡＳの特性といえます。

CASE －2

愛情表現ができない

ASの人は、社会性やコミュニケーションに問題があります。そのためASの夫は、妻に優しく声をかけたり、愛情を示すという発想に乏しい場合が少なくありません。

目的がはっきりしないことをするのが苦手

1 目的のない行動をとることが苦手

結婚という目的が果たされると、もはや妻の気を引く必要がなくなり、相手の気持ちに配慮しなくてもいいと考えるため、妻が夫に求める配慮や思いやり、愛情表現などをしなくなる場合があります。

2 妻に関心を示さない場合がある

ASの男性は、妻が自分を信頼し、言うことを聞いてくれて、妻を“他者”と思わない状況にあるとき、もっとも安定します。安定しているとき、特に妻と向き合う必然を感じない可能性があります。

3 目に見えない概念を想像することが苦手

人の表情や状態を想像することが苦手という特性から、喜怒哀楽に無頓着であることが多いものです。妻が「喜ぶ」「幸せそうにする」というだけでは、妻に優しい言葉をかけたり、愛情表現をするという動機づけにはなりにくい。

4 女性の会話がそもそも苦手

女性は特にテーマのない話でも、おしゃべりそのものを楽しみます。しかし、男性はテーマありきで話すことが多く、ことにASの男性は無目的な会話が苦手のため、必要を感じない言葉かけが難しいと言えます。

5 「言わなくてもわかる」ことはない

ASの夫は言葉で言われていないことを理解することはできません。そのため、妻がつらいときや悲しいときに、労わりやねぎらいの言葉、たまには「愛しているよ」などの愛情表現を期待するのは難しいと考えます。

特性ゆえに会話が減ってくる可能性

ＡＳの夫を持つ妻は、コミュニケーションがうまくいかない、夫に気持ちが伝わらない、夫が自分に関心を示さない、夫からの優しい言葉がないといったことが日常的に起こってくる可能性があります。

また、ＡＳの男性は問題解決が得意なので、妻の話を分析したり、アドバイスをしたりしがちです。ところが、妻が求めているのは共感で、ただ「うん、うん」と聞いてほしいだけだったりします。こうしたコミュニケーションのすれ違いが、日常生活でひんぱんに起こります。そのために会話が減り、妻は孤独に陥ってしまう場合があります。

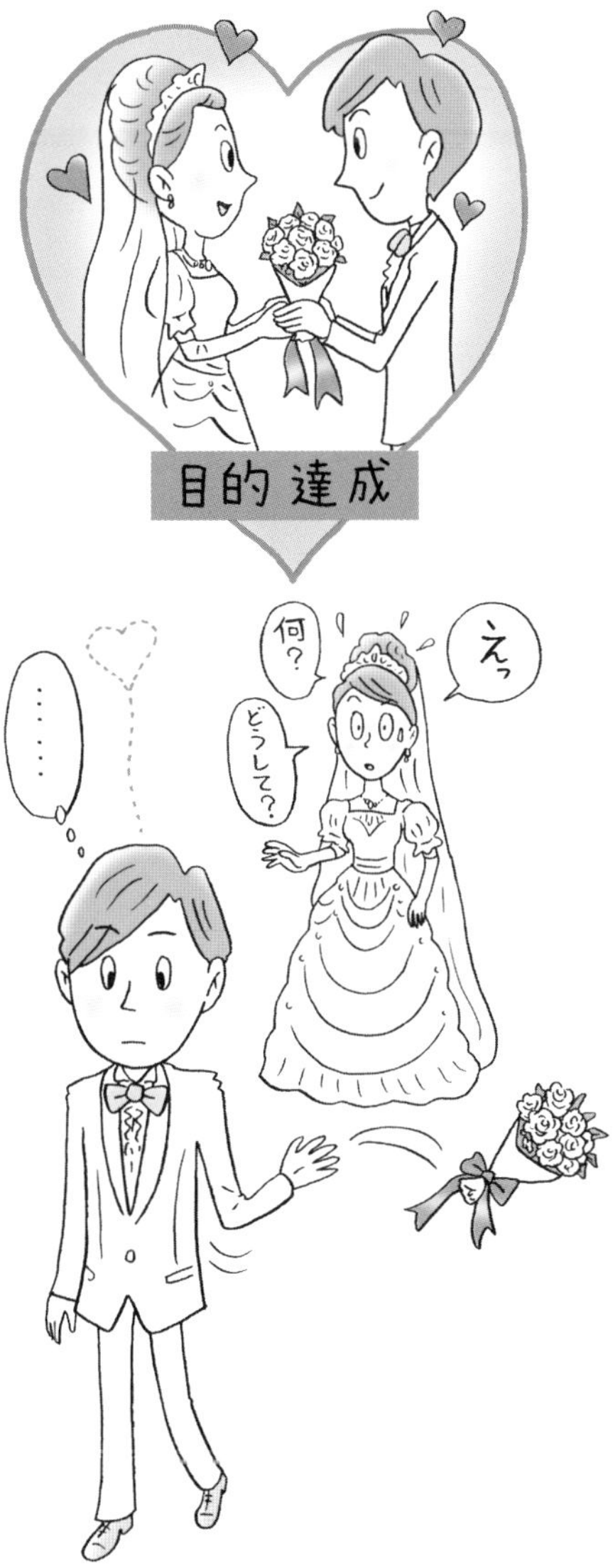

対応のPOINT

自分から言葉にして伝えてみよう

ＡＳの男性は、見たり聞いたりしたことは理解します。そこで夫にしてほしいことは端的に「○○してほしい」と伝えると、躊躇なく応じてくれる可能性があります。

- **夫の特性を理解する**
- **夫にしてほしいことは言葉にして伝える**
- **なぜこの話をしたのか、目的を明確にする。あるいは、目的や結論を先に述べて、夫の興味を引きつけてから話を始める**
- **共通の趣味を持ち、共通の話題をストックする**
- **妻といい関係を築くことが「社会的な評価の向上」になることを示す**

CASE −3

強いこだわり行動

ASの人は、自分の好きなこと、興味のあることだけに集中しがちです。自分が決めたルールにもこだわります。そのため、妻の都合がないがしろにされてしまうことがあります。

自分のこだわりをガマンしない

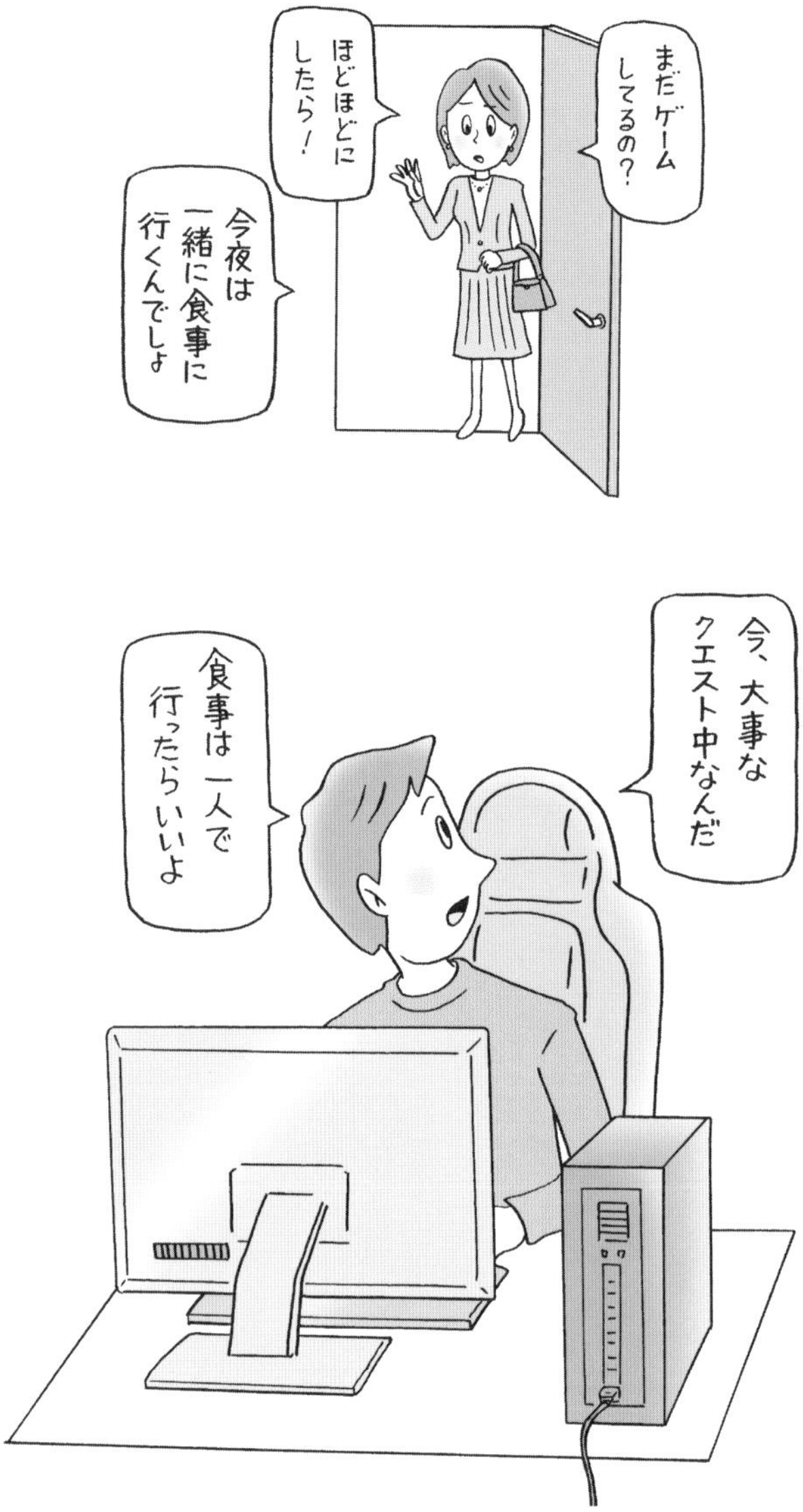
まだゲームしてるの？
ほどほどにしたら！
今夜は一緒に食事に行くんでしょ
今、大事なクエスト中なんだ
食事は一人で行ったらいいよ

"一人の時間"もこだわりの一つ

ＡＳの男性には、一人になる時間がとても大切です。たとえ愛している妻でも、他者と一緒にいると心からリラックスできないのです。そのため、帰宅直後に自室にこもってしまったり、帰宅の途中にカフェなどに寄り道をして帰る人もいるほどです。

妻にすれば疎外されたようなさびしさを感じるかもしれませんが、夫にそんな気持ちはありません。ただ、一人になる時間が必要なのです。その結果、周囲がそれにつき合わされたり、やりたいことを制限されてしまうおそれがあります。

対応のPOINT

妻もマイルールをつくって実践

ＡＳの男性は、自分の好きなことやルールに対して強いこだわりがあり、それを曲げることはあまりありません。そこで、それに振り回されずにすむ工夫やアイデアを講じてみましょう。

- **二つの案を用意して、夫に選択させる**
- **ルールを押しつけられないように、ルールの範囲を限定してみる**
- **妻もマイルールをつくってみる**
- **ルールを紙に書いて貼っておくなど"見える化"する**

1 好きなことには何時間でも集中できる

ＡＳの人は好きなこと、興味があることには徹底して打ち込みます。そのため、好きなことに没頭するあまり、仕事に行けなくなったり、日常生活に支障をきたす場合があります。

2「ほどほど」ができない

"価値がある"と判断したものに対しては、時間もお金もつぎ込みます。ほどほどというあいまいな基準がわからず、遊びや趣味のために会社をさぼったり、給料をすべて使ってしまうこともあります。

3 何事も自分優先

自分や自分の好きなことを優先させ、周囲に合わせようとしないため、自分勝手な人と思われがちです。相手の気持ちを推し量ることが苦手なので、夫婦げんかに発展してしまうこともあります。

4 マイルールを妻にも押しつける

自分の決めたルールに強いこだわりがあり、それを妻にも強要しようとするため、衝突してしまうことがあります。そのルールがある日突然変わることもあり、周囲を戸惑わせることもあります。

CASE－4

妻の大変さを理解できない

夫婦の日常生活に正解はありません。しかし、ＡＳの夫は特性のために、家事のような臨機応変さが求められることに対して、柔軟に対応することができません。

妻のやることを手伝おうとしない

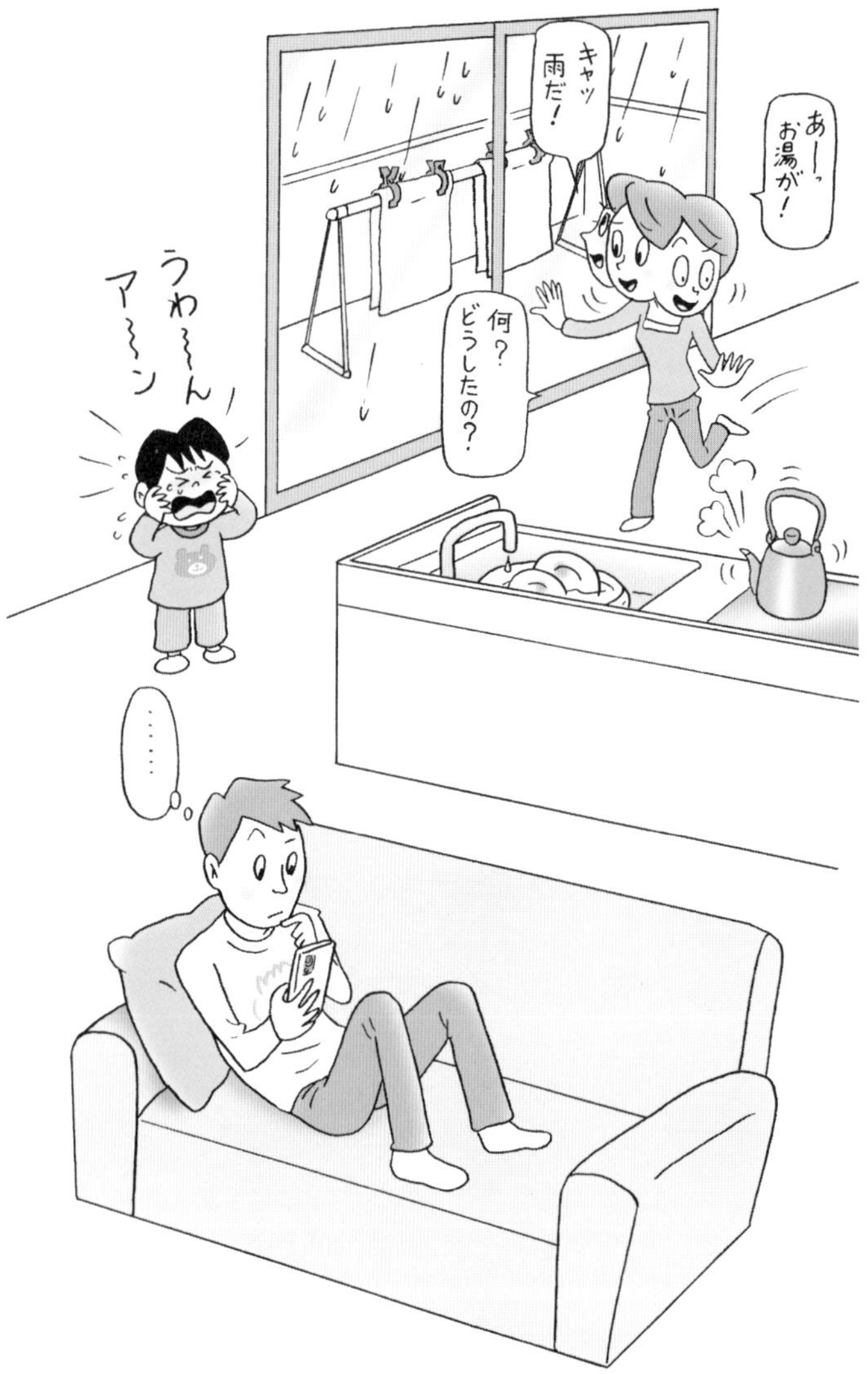
あーっ
お湯が！
キャッ
雨だ！
何？
どうしたの？
うわ〜〜ん
アー〜ン
……

余計な家事を増やすことも

ADHDの特性が併存しているAS男性の場合、片付けが苦手なので、ドアを開けたら開けっ放し、物を出したら出しっぱなし、脱いだら脱ぎっぱなしにして、余計な家事を増やす場合があります。

また、思いついたらすぐに行動に移しがちなので、日曜日の朝に突然ドライブに行こうといい出して、何も用意していない妻にお弁当をつくらせたり、逆に決まっていた予定を急にキャンセルして後始末に追われるといったことがあります。そんな夫に、振り回されてしまうケースも少なくありません。

対応のPOINT

夫に役割を与えてみる

ASの男性は、自分に与えられた役割はまじめに果たします。家事の中でもできそうなことから役割を与えて、「これはあなたの仕事」と定着させるのも方法です。

- **手伝ってほしいことは具体的な言葉にして伝える**
- **できそうなこと、簡単なことから「夫の役割」に認定する**
- **手伝いを拒否されたら、すかさず別案を提案してみる**
- **時間を決めて「何時から何時までは○○の時間」というようにスケジューリングしておく**
- **役割分担を紙に書いて貼っておくなど“見える化”する**

1 妻の大変な状況が想像できない

想像力の欠如という特性から、妻の状況や大変さを理解することが苦手です。自分の仕事や決められた役割が終わると、相手が困っていても「手伝ってあげよう」という発想がありません。

2 家の中での自分の役割がわからない

家庭の中では、夫婦の間で明確に分担が決まっていることは少ないものです。そのため、妻がどんなに忙しく立ち働いていても、夫は自分が何をしたらいいのかわからない場合があります。

3 妻一人でもできていると思っている

結果的に妻は一人でやれているのだから、自分は手を貸さなくても大丈夫ととらえている場合もあります。そのため妻を尻目に、寝転がってテレビを見ているようなことも少なくありません。

4 自分の用事や趣味を優先

こだわりの強さから、自分の都合や好きなことだけに夢中になってしまい、結果的に家事を一切手伝わないという場合もあります。

CASE－5

妻に実家の母と同じような役割を求める

ＡＳの夫は、親離れができていない可能性があります。特に母親との関わりが強く、妻に実母と同じようなやり方や対応を求めてくる場合があります。

妻より実家や実母を優先しがち

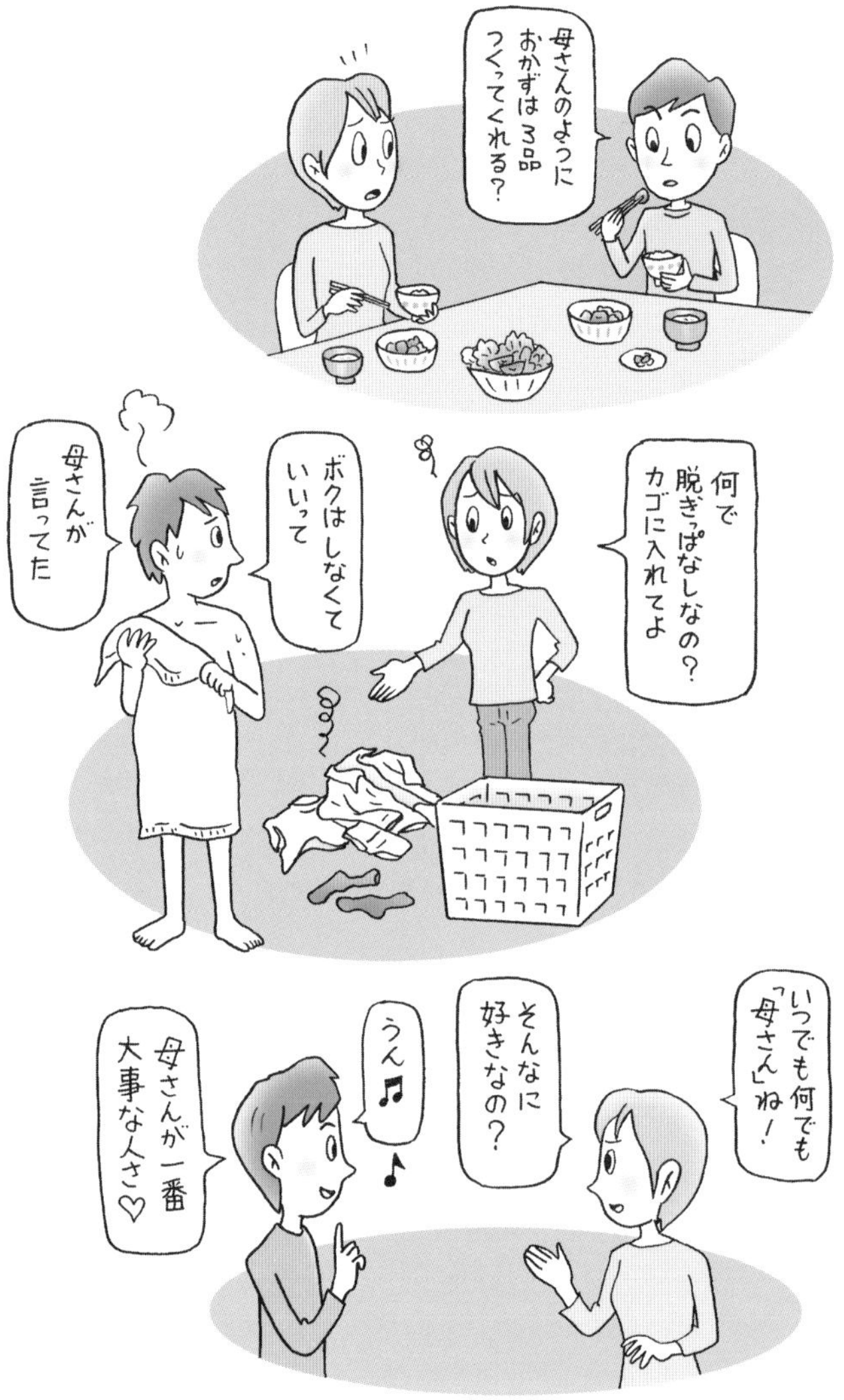

母さんのように
おかずは3品
つくってくれる？
何で
脱ぎっぱなしなの？
カゴに入れてよ
ボクはしなくて
いいって
母さんが
言ってた
いつでも何でも
「母さん」ね！
そんなに
好きなの？
うん♫
母さんが一番
大事な人さ♡

夫に悪気はまったくない

特性の有無にかかわらず、夫が実家や実母のやり方や対応を求めてきたら、妻からすれば気分がいいものではありません。しかし、ＡＳの夫に悪気があるわけではなく、実家や母親のやり方しか知らないために、それが当たり前だと思っているだけであることが多いものです。ここで妻が夫の実家や実母のやり方を否定するようなことを言ったり、不満を述べたりすると、夫は自分が非難されていると感じて、妻を敵だと思ってしまうおそれがあります。

対応のPOINT

ＡＳの夫と夫婦の新たなやり方を築こう

夫の実家や実母のやり方を否定せず、自分たちの新たなやり方を少しずつ提案してみましょう。そうすべき必然を感じることができれば、夫は納得しやすくなります。

- 夫の特性を十分に理解する
- 夫の実家や実母のやり方を決して否定しない
- 夫婦の分担を決めるときは、合理的な理由を用意して納得させる
- 簡単な仕事から任せる
- やってくれるごとに夫をほめる

1 いわゆる“親離れ”ができていない

自分の成長の過程で、実家、とくに母親との関わりが強い場合が多く、その中で構築された価値観や基準で物事を判断してきたために、結婚後も実家や母親を重視する可能性があります。

2 結婚しても母親との心理的距離は変わらない

一般的には、結婚とともに実家や母親から心理的な距離をとり、夫婦で新たな価値観や基準を構築していきます。しかし、ＡＳの男性はそうした発想が乏しい傾向にあります。

3 実母を手本に妻にも同じ役割を要求

夫の母親は、育てにくさを感じながらも、試行錯誤しながら子どもを育ててきました。それに慣れ親しんできたため、自分の母親を手本に、妻にも同じような役割を要求してしまう場合があります。

4 変化に順応することが苦手

変化に柔軟に対応するのが苦手なＡＳの夫は、結婚による生活の大きな変化に順応することができず、居心地のよかった実家や実母のやり方や対応を妻にも求めようとしてしまいます。

CASE－6

妻に完璧を求める

ＡＳの人は、物事を自分の思い通りにしたいと考える傾向があります。それを妻にも押しつけ、思い通りにいかないと急に怒り出したり、怒鳴ったり、感情を爆発させることがあります。

自分も相手も100点満点でありたい

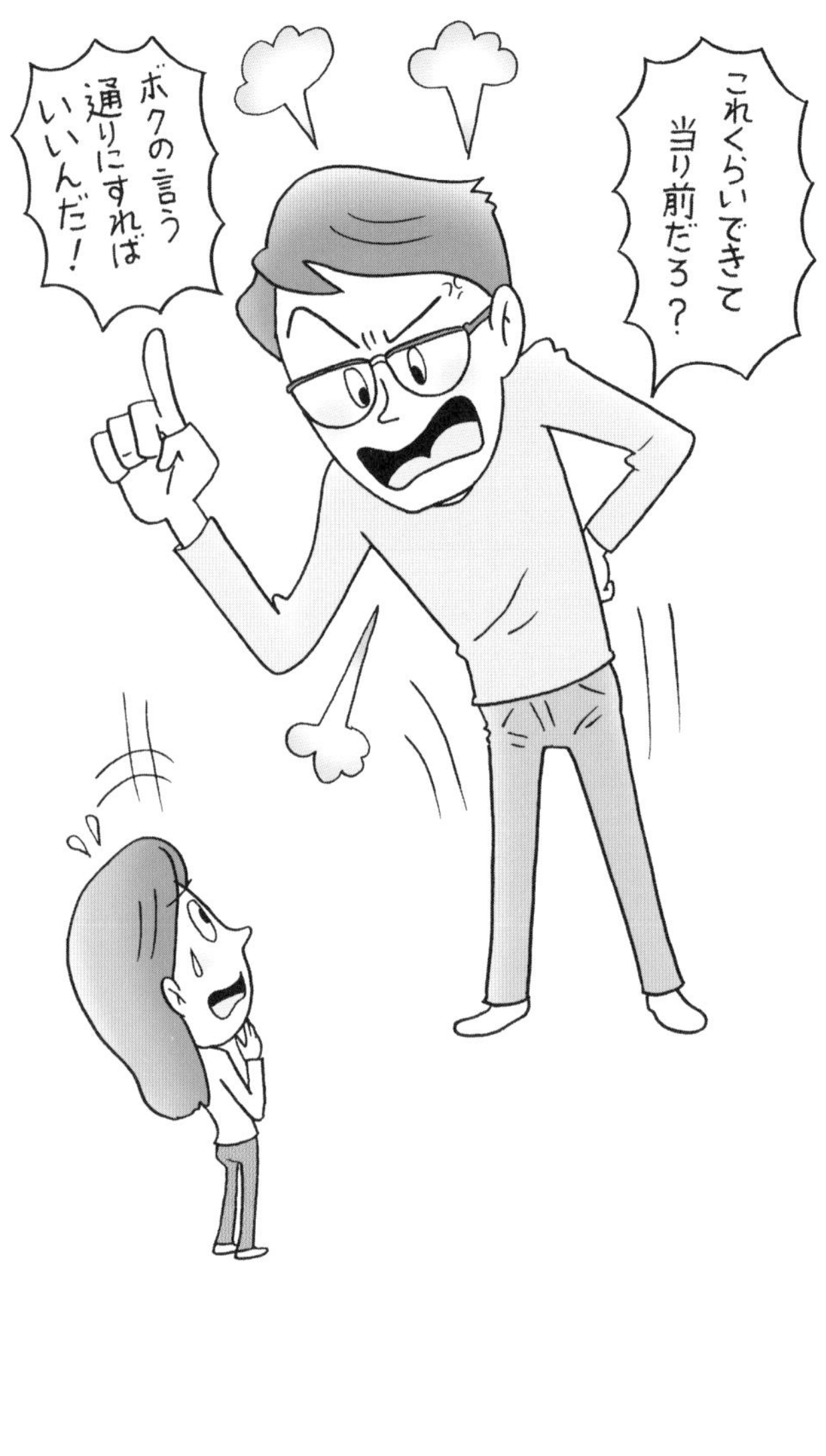
これくらいできて当り前だろ？
ボクの言う通りにすればいいんだ！

完璧を求めるのはASの「こだわり」が影響

ASの特性として、得意と苦手の偏りが極端であることが一つ挙げられます。できないことはからきしでも、得意なことは文字通り100点満点であることが多いものです。そこにこだわりの強さという特性が加わると、得意なことには常に100点を求めるということになります。

本人だけがこだわっているうちはまだいいですが、大抵は周囲にもそれを求めるようになります。特に自分が選んだ妻には、完璧であるべきという意識が働き、妻は息苦しさを感じてしまうケースが少なくありません。

対応のPOINT

完璧を目指す気持ちを理解する

ASの人は、何をいつどのようにやるのか、自分だけのやり方やルールにしたがって行動すると安心します。そこをまずは理解しましょう。

- **不満やストレスを吐き出す機会をつくる**
- **小さな成功を目指すように伝えてみる**
- **いつでも話を聞く用意があることを伝える**
- **「人は人、自分は自分」であることを伝えてみる**
- **生活リズムを整えて、心身の状態を良好に保つ**

1 学生時代は優秀な人も多い

ASの人の中には、学生時代に得意な科目のテストは常に100点満点だったという人が珍しくありません。このタイプは100点が取れないとパニックになったり、相手にも完璧を求める傾向にあります。

2 何事も自分の思い通りにしたい

ASの人は大人になっても、かたくなに自分のやり方を押し通そうとしがちです。妻からすれば、わがままで融通がきかない人に感じられ、対応に困ってしまうことがあります。

3 全体が見えない

何事も完璧にやりたいという気持ちが強すぎて、目の前のことに一生懸命取り組みます。しかし、全体を見ないで、そのごく一部だけに夢中になってしまうことがあります。

4 感情が爆発してしまう

ASの人は、自分の頑張りをだれも理解してくれないというストレスを感じながら過ごしている場合があります。そのストレスが溜まると、あるとき急にパニックを起こしたり、妻に怒りの矛先を向けたりする場合があります。

CASE－7

感覚過敏

ASの人の中には、視覚や聴覚、触覚などが、人より敏感だったり、逆に鈍感だったりすることがあります。そのため、さまざまな行き違いや誤解が生じる場合があります。

「感覚過敏」という周囲が理解しにくい特性がある

1 小さな音でも大音量に聞こえる

電車のアナウンス、職場のひそひそ話、電話の着信音などが苦手な場合があります。苦手な音が原因で頭痛やめまいを起こすこともあり、電車に乗れなかったり、街の雑踏が苦手だったりして、出社できなくなることがあります。

2 蛍光灯の光がまぶしく感じる

視覚が過敏なタイプは、部屋の蛍光灯や電灯、太陽の日差し、パソコン画面など、普通の人にとっては特に何も感じないような光が、非常にまぶしく感じられて、苦痛やストレスを覚える場合があります。

3 においに敏感過ぎる

他人の体臭や口臭、香水、シャンプー、柔軟剤などのにおいなどが苦痛に感じる人がいます。一般的にはいいにおいと感じることの多い調理済みの食べ物などが苦手で、我慢できないという人もいます。

4 触れられることが苦手

人から触られるのが苦手という人がいます。そのため手をつないだり、肩を組んだり、マッサージをされるのを嫌がる場合があります。

5 感覚が極端に鈍感な場合もある

逆に、感覚が極端に鈍感な人もいます。暑さや寒さをほとんど感じず、通年、同じ服を着続ける人もいます。また、自分の趣味に没頭しているときは、周囲で大きな音がしても、においが漂ってきても、まったく気にならない場合があります。

夫婦生活に影響を及ぼす場合も

感覚過敏の特性から、人から触られるのが苦手なタイプの男性の場合、夫婦の性行為が困難となり、セックスレスになってしまう場合があります。“部分”にこだわってしまうタイプの場合は、性行為を夫婦のコミュニケーションとして行うことができず、妻からすると不本意に感じられてしまうこともあります。

また、ASの人は相手の感情を推し量るのが苦手のため、行為が終わるとすぐに背を向けて寝てしまったり、シャワーを浴びに離れていってしまうなど、夫婦間の愛情表現が苦手な場合があります。微妙な夫婦の問題だけに、どうしても気になる場合は、一度専門医などに相談するのも方法です。

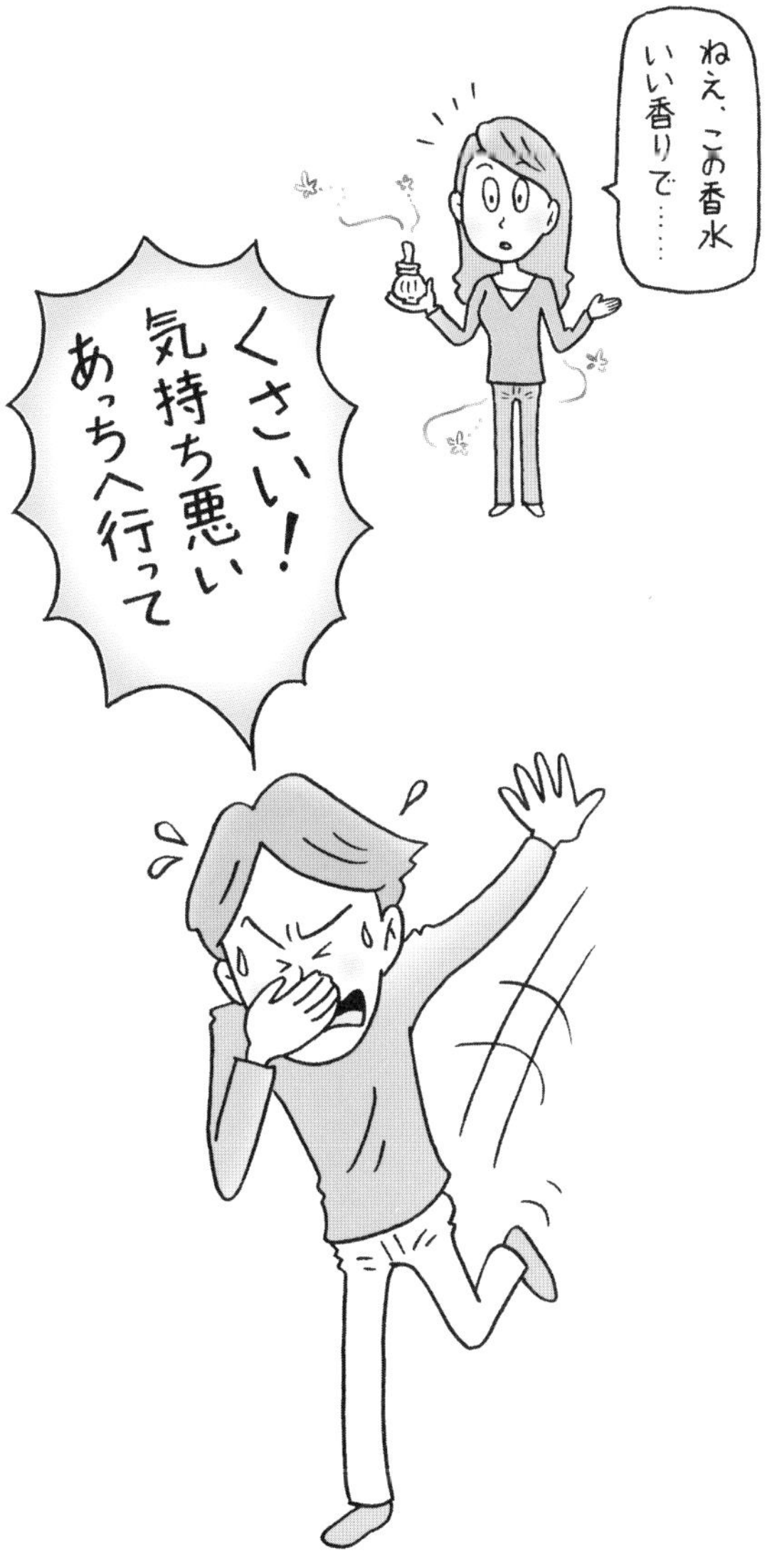
ねえ、この香水
いい香りで……
くさい！
気持ち悪い
あっちへ行って

対応のPOINT

感覚過敏ゆえの生きづらさを理解する

ASの人は、感覚過敏の特性を周囲になかなか理解してもらえず、一人思い悩んでいることが少なくありません。まずは夫が何をどのように感じるのかを理解しましょう。

- できるだけ雑音を遠ざける工夫をする
- 部屋の照明を少し落とす
- 好きなにおいのものを携帯させる
- 「触られるのが苦手」という特性を理解する

COLUMN

夫に伝えたいことは「ボソッと」言ってみる

カサンドラが夫との関係に悩む要因で、大きな割合を占めているのは「コミュニケーション」と言っても過言ではありません。ASの人は、相手の表情から気持ちを想像したり、読み取ったりすることが苦手なので、妻の真意や意図が伝わらないことがよく起こります。

そんなASの夫に何かを伝えるとき、面と向かって「○○した方がいい」「どうしてわかってくれないの?」などと決めつけるような言い方をしないことがポイントです。それを「圧力をかけられた」と受け取ってしまう場合があるからです。

ASの夫は、一度でも「妻が自分にマイナスの評価をした」「否定された」とネガティブに感じると、その相手を「敵」とみなしてしまう場合があるのです。すると、妻から何かを言われるたびに「文句」や「非難」ととらえるようになってしまいます。この状況に陥ると、リカバリーするのは容易ではありません。

このような場合、夫と一対一で向き合わず、隣に並んで話すようにするのがおススメです。そして、「私なら○○するんだけどなぁ」「この間こうしたらうまくいったんだよね」と、まるで独り言をつぶやくように「ボソッと」言ってみるのです。まるでお得情報をこっそり伝えるような話し方をしてみましょう。

夫が「いいことを聞いたぞ」と思えば、驚くほど素直に受け入れ、実践してくれるでしょう。圧力を感じたり、強制されたりすると苦痛を感じますが、社会的な評価や経済的メリットがあると感じると進んで行動するのがASの人の特徴なのです。

ちょっとした工夫や心がけで夫婦のコミュニケーションはグンとスムーズになります。

第4章

AS男性との結婚生活で起こること

〜 子育て・お金編 〜

結婚生活が夫婦二人だけのうちは、妻が夫の特性にうまく対応することでトラブルを回避できる場合もあります。しかし、子どもが生まれて家族が増えると、お互いの関係性のバランスが崩れて、さまざまなトラブルが起こってくる可能性があります。その代表的な事例についてご紹介します。

子育て　CASE −1

妊娠と出産で妻は傷つきを経験しやすい

初めての妊娠や出産はだれしも不安なものです。夫にはほかのだれより寄り添い、気づかってほしいと望むものですが、その期待が裏切られる場面に遭遇することが多くなります。

身重の妻を支え寄り添うことができない夫

　二人だけの結婚生活を送っているうちは、夫に気になるところがあっても、それに対応する方法を見出せば何とかなりました。その状況が大きく変わるのが、妊娠や出産です。

　特に初めての妊娠や出産の際、女性は大きな喜びを感じる一方、不安も抱えているものです。こんなときこそ、夫に支えてほしい、そばにいてほしいと願うのは当然の心理です。

　ところが、まさにこの時期に、ＡＳの夫の〝常識〟が自分の〝常識〟とは大きくズレていること、自分が夫から大切にされていないと気づかされるケースが非常に多いのです。

　多くの妻は夫がＡＳであることを知らないため、妊娠や出産の時期に夫から発せられる言葉や態度が特性からくることを知りません。それだけに大きなショックを受け、傷つきを経験することが多くなります。

　たとえばある女性は、ツワリがひどく、ほんの少しのにおいで吐き気を催し、苦しみました。それを見ていた夫は、「そんなに苦しいならおろしていいよ」と言いました。ほかにも「子どもがどうしてもほしいというわけじゃない」と言われた妻もいます。

　ＡＳの夫に悪気はなく、苦しむ妻を見ていられないからそう言ったのですが、この感覚のズレは、ＡＳの夫が妻の気持ちや状況を想像することが苦手という特性からきています。

　そのため、目の前の問題を解決しようとして、配慮のない言動や行動をとってしまいがちです。

夫の信じられない行動も本人は「悪い」と思っていない

　出産時の夫の行動の不可解さも、多くの妻から報告されています。

　あるＡＳの夫は、周囲の人の勧めで妻の出産前後に有給休暇をとることにしました。ところが、突然思い立って趣味のオペラを見るためにミラノに行ってしまい、その間に長男が生まれました。妻はそのときの心細さ、自分がどれほど大切にされていないか、その出来事を忘れることができません。

別の例では、妻が産気づいたので病院に一緒に向かい、出産を迎えるというとき、知らぬ間にその場からいなくなった夫がいました。無事に赤ちゃんが生まれた後でひょっこり帰ってきた夫は、「自分はやることがないから落語に行ってきた」と言うのです。

こんなとき妻が傷つくのは、彼らが妻に対して「悪い」と思っていないことです。彼らがとった行動は不適切だということを知らなかったとも言えますが、たとえ不適切だと知った後でも、悪いとは思いません。「出産のとき自分にやることはないので、いる意味はない。だからその場にいなくても悪くない」からです。

想像することが苦手な特性が不幸なズレを引き起こす

このような不幸なズレが起きてしまうのは、ASの人たちの想像することの苦手さが影響しているといえます。「おろしてもいいよ」という衝撃的な言葉も、信じられないかもしれませんが、AS男性の一種の優しさからきています。ASの人は曖昧な表情を解読することが苦手ですが、目の前で苦しんでいる妻を見て、まず問題解決をしようと考えます。

その方法が「おろす」でした。妻を大切に考えればこその解決法だったわけですが、その言葉がどれほど身重の妻にショックを与えるかが想像できなかったのです。

もし、夫の言葉や態度に妻の感情が爆発して、夫に怒りや不満をぶつけたとしましょう。すると夫は逃げてしまう場合があります。妻にひどいことをしたので、自分は嫌われた、決定的に失敗したと思ってしまうからです。また、それを思い出させる妻との関係が楽しいものでなくなり、逃げてしまうこともあります。

対応のPOINT

夫は「ただ知らなかっただけ」と考えてみる

ASの夫が信じられない言動や態度をとるのは、彼らのそれまでの人生に「妊娠や出産」が馴染みのないものだったからと考えられます。したがって、彼らの中の情報を増やすことが重要です。

- 行政が行っている「お父さんお母さん教室」「お父さん教室」などに参加してもらい、出産前の妊婦の心理や、赤ちゃんと子育ての具体的な知識を増やしてもらう
- 彼らがとった言動や態度に対しては、専門家など夫が一目置いている人から、不適切であったことを伝えてもらう
- 妻は夫にしてほしいことをはっきりと言葉で伝えるようにする
- 妻は夫の特性についてできるだけ理解を深める

子育て CASE－2

子どもの誕生で夫婦にギャップが生じやすい

子どもの誕生によって家族が増えると、ＡＳの夫の〝父親〟としての言動や行動に違和感を覚え、不満を募らせることが多々起こり、夫婦間の気持ちにギャップが生じやすくなります。

ＡＳの夫と気持ちの共有を求める妻との間に生じるズレ

多くの家庭にとって、子どもの誕生は大きな喜びであり、家族に幸せをもたらします。しかし、幸せなはずの子どもの誕生が、実は大きな、その後長く続く夫婦の葛藤をもたらす場合があります。

以前、平均年齢が30代半ばの夫婦120組を対象にアンケート調査を行ったことがあります。その中で、「子どもの誕生はそれ以外のストレスとは関係なく、それ自体が夫婦を引き離す」という衝撃の結果が明らかになりました。

夫婦から親へと移行する際、妻が夫に望むことは、ヘルパーではなくパートナーであり、家庭と子どもに関して積極的な役割を担ってほしいというものでした。さらに、母親になった妻が感じている子どもへの気持ちを理解し、一緒にいて疲れを和らげてほしいと思っています。ここからわかるのは、育児をする上で夫が妻を具体的にサポートするのはもちろんですが、それ以上にパートナーとして気持ちを共有することを大切に感じているということです。ここに夫妻の心のズレが生じてくるのです。

なぜなら、夫は妻が妊娠・出産で経験する肉体的、情緒的な変化を経験しません。父親になる前と後で彼らの物事の優先順位には変化がありません。夫は自分の生活を変える必要があると思っていないのです。父親の務めは経済的な安定を確保することであると確信しており、子どもが誕生した後は以前よりも働くようになります。それなのに疲れて帰ってくると家庭では、夫としての自分の存在や関心が低下しているうえ、妻からバランスのとれない親和を要求され、過度に依存されていると感じてしまうのです。

ＡＳの夫の場合、特性のため変化

に弱く、一人の時間を大切にする傾向があります。妻が自分に求める要求に恐れを感じて、自己中心的行為（テレビ、本、趣味）や逃げ場（仕事、スポーツ）をつくり、夫婦関係のリスクは高くなる可能性が高いといえます。

ＡＳの夫は予測不能な子どもとうまく関わることができない

ＡＳの夫は、子育て期の妻の心のサポートが上手にできません。そのため、多くの妻が直面しているのは、自分一人で子どもの世話をするという孤独な子育てです。

子育てをするということは、子どもとの情緒的なやりとりを通して、親子の絆を形成し、子どもを社会的存在にするというたくさんの要素が含まれています。お母さんたちはマニュアルがなくとも、それらをごく自然に行っています。しかし、ＡＳの夫は想定していないことに対応するのが苦手なので、予測も統制もできない子どもとうまく関わることが難しいのです。

あるＡＳの夫は、休日に妻から「子どもを公園に連れて行ってほしい」と頼まれました。少し遅れて公園に着いた妻が見た光景は、子どもの姿がなく、ベンチで新聞を塾読している夫の姿でした。彼は妻に言われたとおり公園に子どもを連れて行ったのです。

ＡＳの夫の同じようなエピソードは枚挙にいとまがありません。いずれの場合も子どもにとってはとても危険であり、実際に事故や大けがにつながった例もあります。

赤ちゃんのときはまだよいのですが、子どもが歩き出すとさらに予測できない行動が増えます。妻が「子どもをちょっと見ていて」と二歳の息子の世話をＡＳの夫に頼んで、子どもが危険な状態になっていても、平気で「見ていてと言われたから」と答えるのです。ここからわかるのは、夫は妻の要望に一生懸命応えようとはするものの、子育て自体が目的になりにくいということです。

対応のPOINT

ＡＳの夫と子育てするために

出産のときから「あれ？」と思うことが積み重なりやすいＡＳの夫との子育てには、言葉で伝え、目で見てわかる工夫をするのがポイントです。

- **予測できない子どものサインに気づきにくく、細部に注意が向かいがちなので、とにかく言葉ではっきり伝える**
- **手順や段取りが苦手なので、すべての手順を明確に用意する**
- **無目的なことをすることが好きではないので、子育てに積極的に関わることに対して社会的なメリットを用意してみる**
- **うまくできなかったことでも、やってくれたこと自体を感謝しほめる**

子育て CASE －3

夫と妻と子どもの三者関係が苦手

ＡＳの夫は、父親としての役割を自覚していないと言われることが多いものです。その理由として、ＡＳの人は二つの役割を同時に担うことが苦手であるためと考えられます。

同時に二つの役割を担うことが難しい

赤ちゃんや子どもに興味を持たなかった人でも、実際に自分の子どもが生まれたら、夫も変わるだろうと妻は期待するものです。

ところが、ＡＳの男性は父親としての役割を自覚していないと言われることが多いのです。その一つの理由として、ＡＳの特性である「二つの役割を同時に担うことが苦手」が挙げられます。ＡＳの人は、自分の一貫した同一性（私は〜であるという感覚）の獲得に時間がかかります。そのため、家庭の中では「夫」と「父親」という二つの立場、役割を同時にこなすというイメージが持ちにくいのです。

父親の役割というボールを渡されても、受け取らない人もいます。子どもが生まれることは、ＡＳの男性にとって家庭の中に苦手な三者関係が持ち込まれることでもあります。

たとえば、妻と子どもが一緒にいるところを見ると、多くの人は「楽しそう」「ほほえましい」などの感想を持ちます。しかし、ＡＳの夫には、妻と子どもから「自分が仲間外れにされている」と感じることがあるのです。感情移入が苦手なので、自分以外の二人に自分の気持ちを投影することが難しく、自分だけが取り残されたように感じて被害者的になってしまいます。

また、妻を排除して子どもを甘やかし、子どもと二者関係をつくろうとするＡＳの父親もいますし、逆に子どもを認めない父親もいます。子どもを否定することによって、妻との二者関係を取り戻そうとする夫もいます。

子どもをライバル視するケースもある

子どもを認めないタイプのＡＳ夫の中には、息子を本気でライバル視する人もいます。

後にＡＳの診断を受けたある夫の例では、子どもが誕生間もないころは愛情深く、母となった妻をサポートしていました。しかし、子どもが言葉を話し、意思表示をし始めたころから、はっきりと子どもをライバル視し始めました。子どもが赤ちゃんのころは母親と一体化していて、自分と一対一の関係ととらえていたけれど、子どもが成長して一人の個人となったことで、第三者として認識されたためです。

その夫は、母子が一緒にいると不機嫌になり、息子は自分と妻の世界を邪魔する存在に見え、「自分がないがしろにされている」と不平を言うようになりました。最初は冗談と思っていた妻でしたが、子どもに対する嫉妬は激しく、夫はとうとう「子どもなど欲しくなかった」と言い出しました。こうした夫の言動や行動に、妻は対処する方法が見出せず、ほとほと参ってしまいます。

父親と息子が〝お母さん〟を取り合う構図

男の子の発達段階には、自分の性に気づく時期があります。「お母さんと結婚する」と発言して、お母さんを恋愛対象のようにとらえて独占したくなるエディプス期と呼ばれる時期です。夫は子どもの言葉を真に受けて、子どもから妻を引き離し「ママはパパのものだ」と本気で宣言して子どもを泣かせます。子どもと母親が一緒に寝ていると、子どもの寝具を妻の寝具から離したりします。子どもは母親を独占したい時期なので、「ママはなんで僕が生まれるまで結婚を待っていてくれなかったの？」と泣きます。すると夫は本気で勝ち誇り、妻を困惑させたりします。

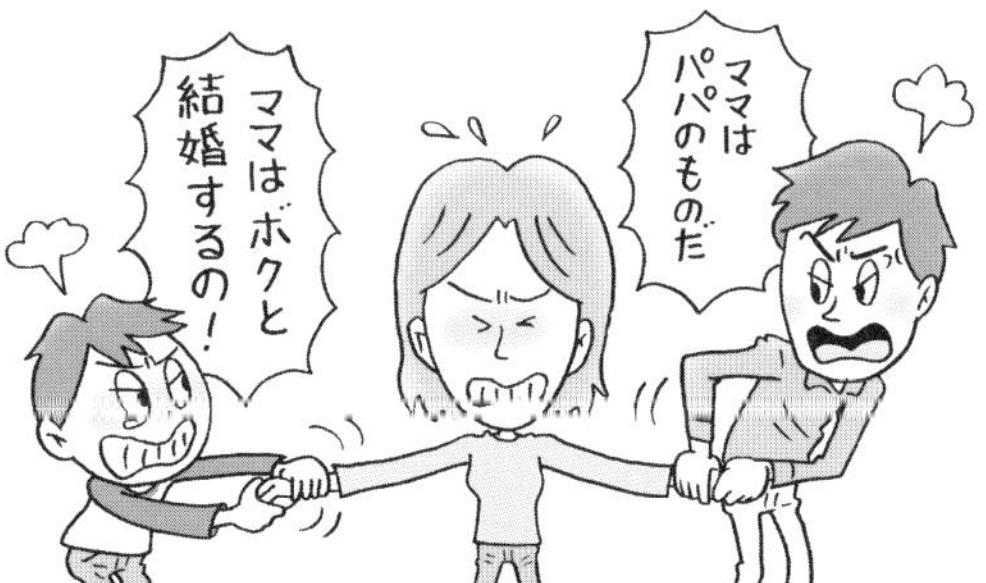
ママはパパのものだ
ママはボクと結婚するの！

対応のPOINT

ＡＳの男性は「二者関係」に安心する

ＡＳの人は三者関係が難しいのですが、逆に二者関係だと安心し、安定します。その点を気に留めておくと疑問や不信感が減り、ＡＳの夫への対応も変わってきます。

- ＡＳの特性を良く理解する
- 夫のことを“疎外”していないことを言葉で伝え理解してもらう
- 子どもの誕生で増えた家族全体が「夫のチーム」であると言葉で伝える
- 家族写真を家の中に飾ったり、夫の仕事机に飾ってもらうなど、チームの仲の良さ・楽しさを視覚化する

子育て CASE －4

子どものお手本になる行動ができない

ASにADHDの特性も併存していると、ルールに沿って行動することが苦手な場合があります。すると子どもの手本にならない行動を平気でとってしまう可能性があります。

自己中心的で自分に甘い

子育てにマニュアルや正解はないので、夫婦が考えを共有し、協力しながら行っていくことが理想といえます。ところが、ASの夫にADHDの特性も併存していると、自己中心的な言動や振る舞いが多く、子どもより自分の都合や好みを優先してしまうおそれがあります。

たとえば、子どもの世話を夫に頼んで妻が買い物に出かけると、その間、夫はゲームに夢中で子どもが大泣きしていたというようなことがあります。つい、物事の優先順位が自分になってしまうのです。

また、ADHDの特性として、考え方が一貫していないところがあります。そのため、子どもに対してある日は許可したのに、別の日には禁止したり、同じことをしても昨日は叱らなかったのに、今日は叱ったりします。親がこうした態度をとっていては、子どもは混乱してしまいます。

ルールや常識に沿って「繰り返し」「地道に」「根気よく」行うことが苦手なので、子どもの手本にならないことを平気でしてしまうこともよくあります。

たとえば、部屋の片づけをし始めたけれど、途中で放り出して出かけてしまうとか……。その様子を見た子どもが、「きちんと片づけなくてもいいんだ」と思い込み、お母さんが「片づけなさい」といっても言うことを聞かなくなるかもしれません。そんな子どもの態度に、自分の行動は棚に上げて、「ちゃんと片づけないとダメじゃないか！」と叱ってしまうようなところがあります。

このように子育てにきちんと向き合えないというだけでなく、子どものしつけに悪影響を及ぼす可能性もあるのです。

最低限の子育てルールを決めておく

これから成長していく子どものことを思えば、子どもによくないと思われる夫の行動や言動を直してもらう必要があります。

そこで、夫婦間で最低限の子育てのルールを決めておくとよいでしょう。たとえば、子どもの前では脱いだ服は脱ぎっぱなしにしない、○時間以上ゲームをしないなどです。行動に関しては、明確なルールがあると守りやすいものです。ついうっかり忘れないように、脱衣カゴの上に「脱いだ服を入れる」と書いた紙を貼っておくなどするといいでしょう。それを見て、子どもも服を脱衣カゴに入れるようになるでしょう。

その日の気分で、子どもを叱ったり、叱らなかったりといったブレが生じるのを防ぐのはなかなか難しい問題です。夫が子どもに一貫性のない言動や態度をとった場合は、子どもに対してフォローをするようにしましょう。ただし、本来子どもは叱られるようなことをしたわけですから、子どもに対して何がいけなかったのかを説明してあげることも大切です。

父親が子どもと関わろうとしないケースも

子どもに悪い手本を見せてしまったり、間違ったメッセージを送られるのも問題ですが、そもそも子どもと関わろうとしない態度も問題です。

ASの特性として、人との距離感が独特である場合が少なくありません。子どもとの距離感が近く、何においても関わろうとするケースもあれば、逆に距離をとって一定以上は関わらないケースもあります。一般的にASの人は対人関係が苦手なので、子どもと関わる必要性を感じていない場合もあります。子どもと一緒に過ごすより、一人になる時間を優先されてしまうと、結果的に子育てをお母さんが一手に引き受けることになりかねません。

対応のPOINT

“ルール化”と“見える化”を徹底しよう

ADHDの特性が併存する夫の存在で、子どもに間違ったしつけやメッセージが伝わらないように、生活のルールを決めて、それが見えるようにしておくことがポイントです。

- **夫婦間で最低限の子育てのルールを決める。**
- **生活のルールはシーンごとにできるだけ具体的に決め、見えやすいところに貼っておくなど「見える化」すると効果的**
- **必要なルールや模範はできるだけお母さんが手本となって子どもに教える**
- **お父さんが子どもに一貫性のない言動や態度をとった場合は、お母さんが子どもにフォローを入れる**

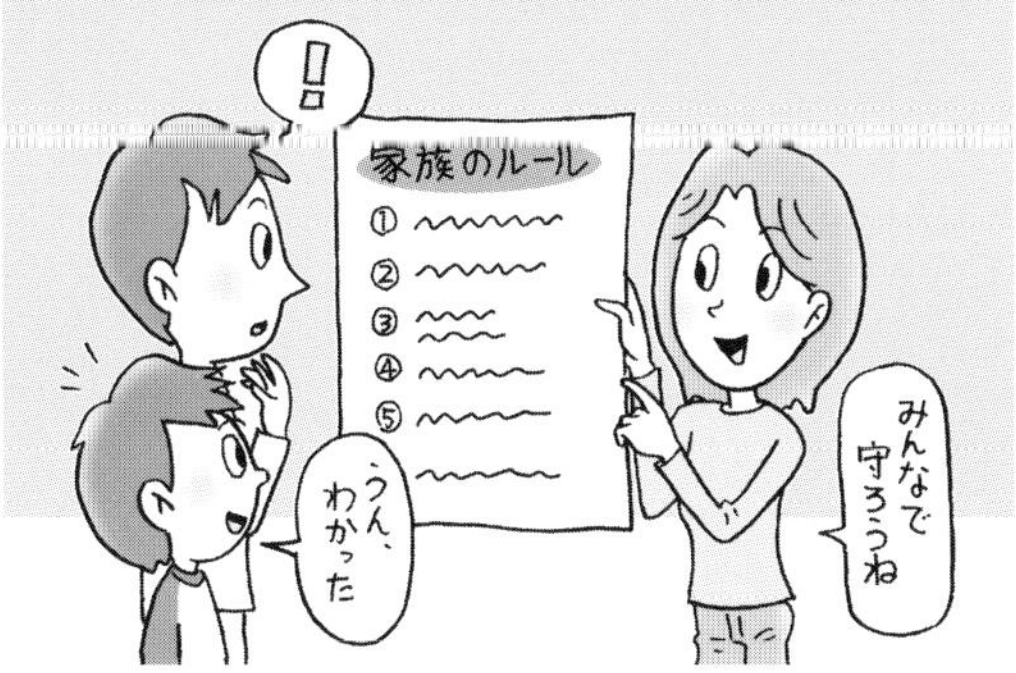
!
家族のルール
①
②
③
④
⑤
うん、わかった
みんなで守ろうね

家事や子育てに協力的になってもらうヒント

たとえ悪気がなくても、ＡＳの夫は家事や子育てに積極的ではないことが多いものです。嫌な顔をされず、進んで家事や子育てに取り組んでもらうコツをつかみましょう。

ヒント❶ 手伝ってほしいことは言葉で伝える

ＡＳの夫は、想像力の欠如という特性から、妻の状況や大変さを理解することが難しいことが多いものです。そこで協力してほしいことははっきり言葉にして伝えましょう。ただし、「少しは手伝ってよ」というあいまいで非難のニュアンスが入った言い方をすると、理解されないばかりか、へそを曲げてしまうおそれがあります。具体的に、何をどのようにしてほしいのかを伝えるようにしましょう。

ヒント❷ 目的と手順をはっきりさせる

ＡＳの夫は、無目的なことをするのが苦手です。そこで家事にせよ、子育てにせよ、まずは目的を明確にしましょう。たとえば、「私は今ご飯をつくっていて手が離せないから、あなたには○○をしてほしい」というように。その上で、やる内容や手順をきちんと伝えて、把握できればたいていのことはきちんとこなせます。

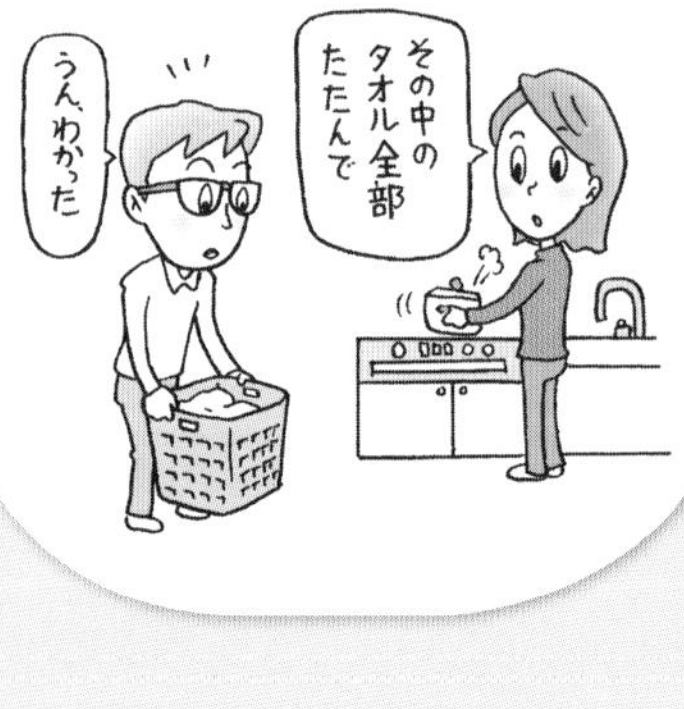

ハードルの低いことから分担を決めていこう

家事や子育ては、できるだけ夫婦が協力して行いたいところです。ところが、ＡＳの夫は家事や子育てを自分の仕事ととらえておらず、協力的でないことが多いものです。そればかりか、むしろマイナスとなるような言動や態度をとってしまう場合も少なくありません。

とはいえ、妻が家のことすべてを一手に引き受けるのは負担が大きすぎます。そこでまずは、家事や子育ての分担を決めていくといいでしょう。最初からあれもこれもと欲張ると、うまくいかない可能性があります。無理のない範囲で、夫にできそうなところから役割を決めてみましょう。

ヒント❸ 手伝ってくれたことを評価する

ＡＳの人が進んで何かをするようになるには、それが社会的に評価されることが重要です。一般的に、家事や子育ては評価されにくいものですが、ＡＳの夫にとって評価を得ることは大きな目的なので、それが得られないと継続が期待できません。そこで職場の人や両親、医師、教師などから評価されるようなしくみをつくるとモチベーションが維持しやすくなります。

ヒント❹ 家庭内での役割分担をしっかり決めておく

ＡＳの夫は、妻の状況や感情を認識することが難しいため、「大変そうだから手伝ってあげよう」という気持ちが起こりません。そこで、なるべく早い段階から役割分担を決めておくといいでしょう。なるべく簡単なことから任せるようにすると、定着しやすくなります。

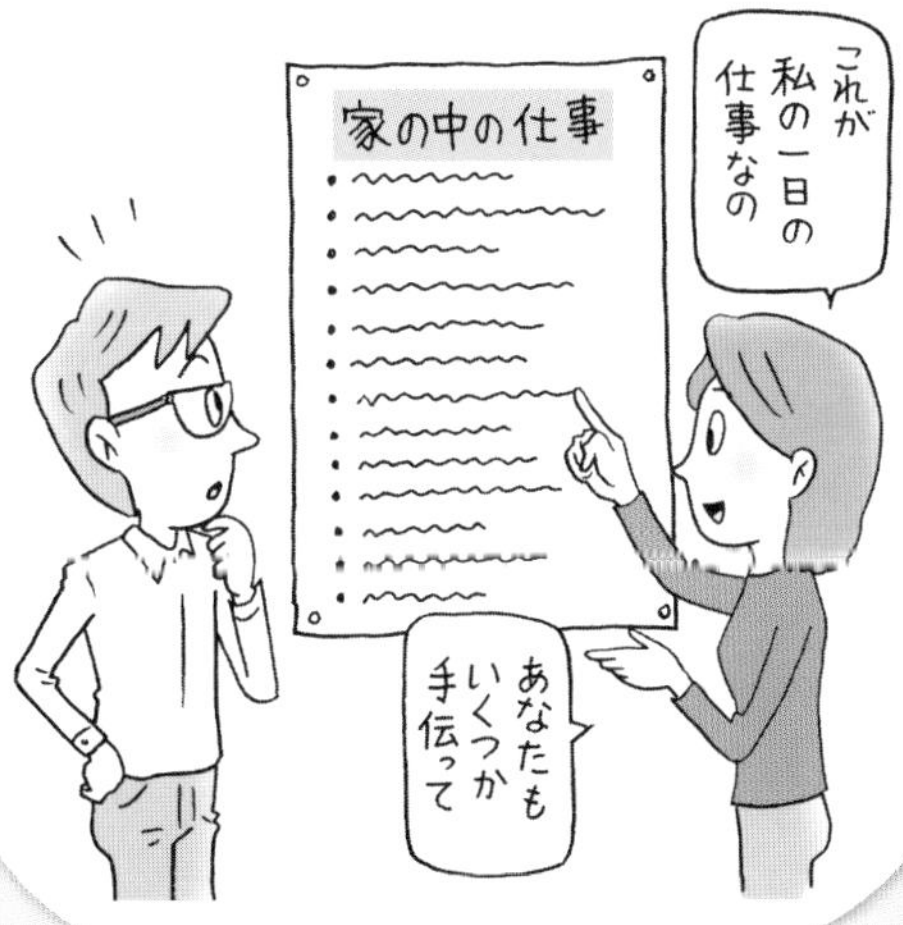
家の中の仕事
これが私の一日の仕事なの
あなたもいくつか手伝って

ヒント❺ 協力してくれたら感謝を忘れずに

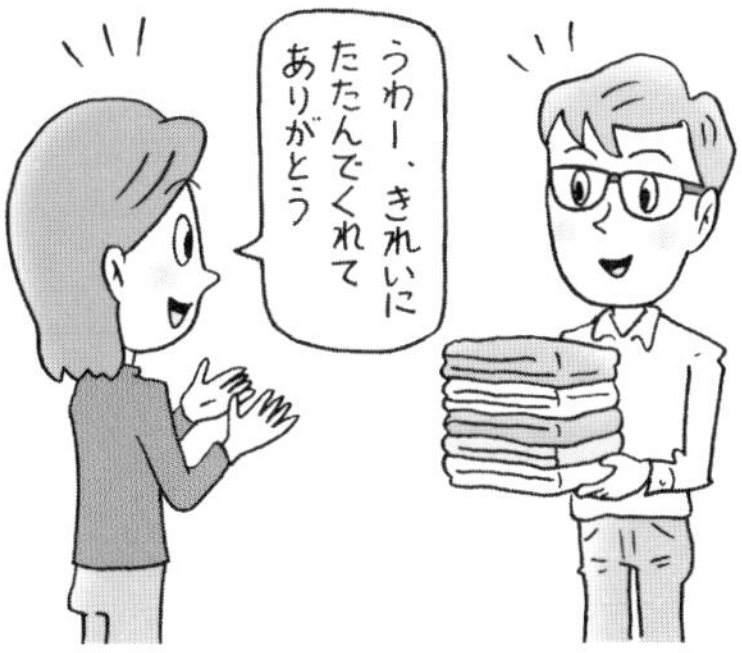
うわー、きれいにたたんでくれてありがとう

自分の役割だと認識していない家事や子育てを夫に協力してもらうのは、根気のいる作業です。そこで小さなことでも協力してくれることがあったら、すかさず感謝の言葉を伝えましょう。ＡＳの夫は、妻のことが大好きなので、その相手から感謝されることはモチベーションにつながります。

お金　CASE－1

お金を分かち合うことが苦手

家庭を運営する上で「お金」の問題は避けて通ることができません。しかし、ASの夫は、独特の金銭感覚を持っていて、妻の悩みの種になるケースが少なくありません。

お金を分け合うことに抵抗感がある

ASの夫は、家ではさまざまな問題があっても、一般社会に適応し、それなりの対人スキルもある人たちです。中にはビジネスの世界で勝ち抜き、自己評価の高い人も多くいます。一方、自らを劣等に位置づけている人は、自分を憐れむことが多く防衛的です。

このように同じASの人でも、自己認識にはばらつきがありますが、「お金を分け合うことに抵抗感がある」という点においては共通しています。全般的に、ASの人はお金を使いたがりません。自分で働いて得たお金は、すべて自分の好きに使えるものと考えがちです。

結婚前に後の妻になる人のために使っていたお金は、自分と結婚してもらうという明確な目的のためで、彼らにとって矛盾はありません。しかし、結婚した後は「生計をともにする人＝何もしていない人（妻）」に分け与えるという意味がわからないのです。

妻の役割や働き、気づかいや細かい配慮は家族を支え、子どもの心身を育むために欠かせないものです。日々尊い働きをこなしているのです。しかし、ASの夫には妻の働きがまったく見えていません。

何事も数字や理論に置き換えて考えがち

ASの夫は、何もしていないと思っている妻に、家計を任せることにも大きな抵抗感を持っています。自分が稼いだお金の使い道や管理は、自分がするものと思っているからです。

仮に、妻に家計を任せることに抵抗がない夫でも、「お前に家計管理がきちんとできるのか？」と妻の能力を見積もる発言をしたり、家事労働を評価して、家が汚いなどと非難したりしてしまいます。

ＡＳの夫がこのような考え方や態度をとるのは、さまざまな物事を把握する上で「数字」がもっとも正確で万能な尺度だととらえていることが影響しています。何事も数値や理論に置き換えていくため、妻や周囲の人を混乱させ、傷つけることがあります。

こだわりの強さから〝小さなお得〟が喜びに

ＡＳの夫の多くは、細かい計算が得意です。Ｓｕｉｃａと回数券ではどちらが得か、といったことを常に考えています。たとえば、自宅の最寄り駅から複数の主要なターミナル駅までの回数券を何種類か常に保有していて、子どもや妻が出かける際は、必ず得になるように回数券を持たせて使用させる、といったことをします。

また、出張をする際に、本来は新幹線を使うところを夜行バスに替えて、交通費を浮かせることに熱中したりもします。夜行バスの往復は疲れるはずですが、夫にとっては浮かせられる出張費を正規料金で払うことのほうがストレスになるのです。

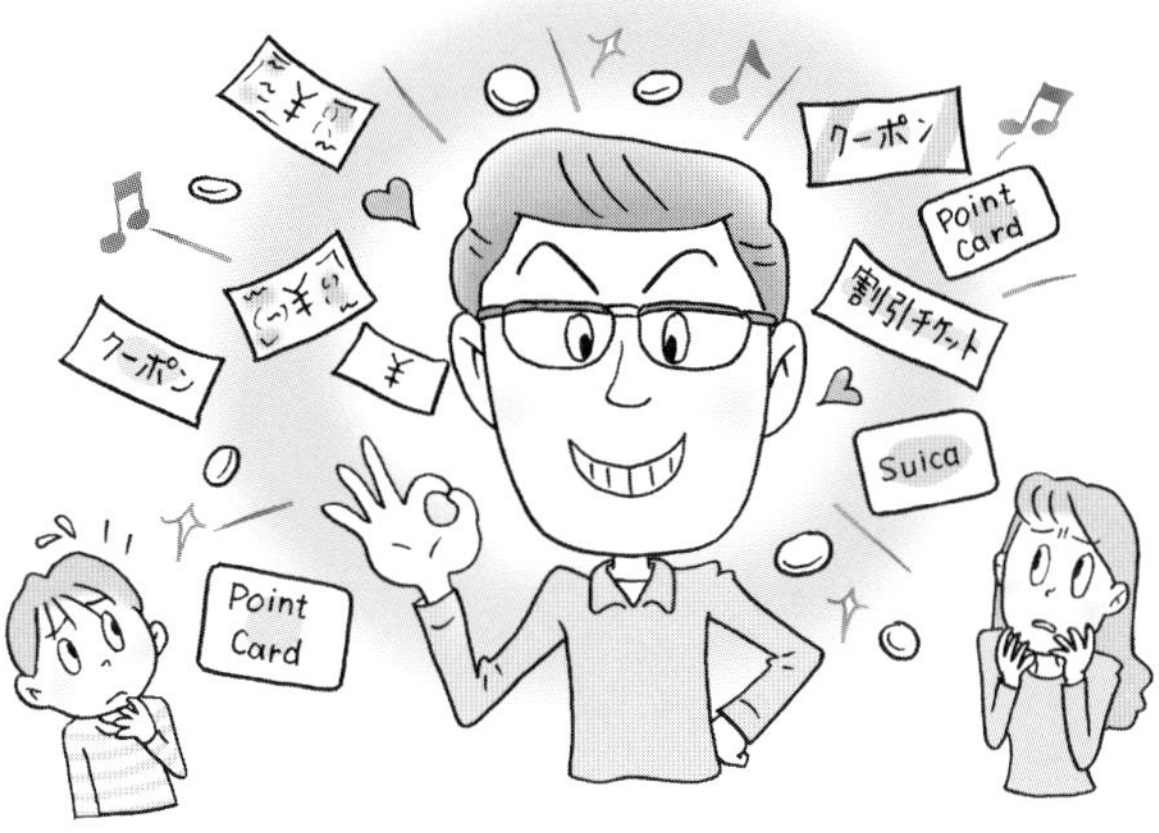

妻からすれば、たまったものではありません。日々人間を数字で評価するような夫の視線にさらされることは、まるで機械のようで、夫に無条件に受け入れられていないといった冷たさを感じます。当然、共感を求める妻を苦しめます。それは結婚前に夫が語った「君は特別だ」というメッセージや妻自身が持っていた、「私のすべてが許容され尊重されている」という安心感を打ち砕きます。

妻の実家が資産家でマンションの資金を提供したり、妻が夫の要望に応えて必死で働くことは、ＡＳの夫の負担を軽くしますが、夫にすれば当然のことにすぎず、夫が金額に換算されない家事や子育てという妻の多重労働を労うことはあまりありません。むしろ人間を数字で評価するという夫の価値観が、家族全体を支配していくことになります。

お金　CASE－2

妻の家計管理に異常にうるさい

ＡＳの夫には、お金の使い方に強いこだわりがある場合があります。自分が考える家計管理のルールに則って、妻の出費に口を出したり、度を越えた節約を強いる場合があります。

お金の使い方は常に〝自分基準〟

ＡＳの人の中には、いわゆる〝ケチ〟な人が少なくありません。これはＡＳの特性であるこだわりが強く関係していると考えられます。こだわりの矛先がお金に向かうと、自分が思った通りにお金を使いたい、自分が稼いだお金を無駄にはしたくないと考え、管理を徹底しようとします。

ＡＳの人は数字を扱うことが得意な場合が多く、このタイプがお金の収支に関心を向けると、次々とお金の使い方のルールをつくり、管理の仕方が細かくなっていきます。

このルールが本人だけで完結しているうちはまだいいのですが、妻にも押しつけてくるようになると非常にやっかいです。そうなると妻は自分のほしいものが自由に買えないばかりか、生活必需品の購入までも制限されてしまう場合があります。

また、極端な節約を強いられて、「冷蔵庫を開けるのは5秒まで」「お風呂のお湯は膝下までしか張ってはいけない」「暖房の設定温度は20度」などと、逐一ルール化しては、それを守るように求めてきたりします。

また、最低限の生活費しか妻に渡さず、「これでやりくりするように」と言われる場合もあります。何もない月はそれでも何とかなりますが、冠婚葬祭など急な出費が発生した月は、それでは足りません。しかし、そうしたイレギュラーの出来事を考慮せずに、あくまでも自分の基準に則って家計管理を考えてしまうのです。

妻の一日の行動や役割を「見える化」する

家計管理は、生活に大きく関わる問題です。お金に関して、きちんと夫と話し合うことが必要です。

自分が働いて得たお金を分け与えることに抵抗を持つ夫には、「妻＝

何もしない人」という感覚があるようです。それはとんでもない誤解ですが、ASの夫からすれば、自分のいない間に、妻が何をしているかは知りようもなく、また、想像することも苦手です。

そこで夫が働いている間に、妻がしていることを、目に見えるような形で示す工夫をしてみましょう。スマホアプリなどを利用して、妻の一日のスケジュールを明らかにするなど、「そうだったのか」と納得すれば、考え方が一気に変わる可能性があります。

また、妻が働いてお金を得るのも一つの方法です。ASの人は数字に強いので、妻もお金を得ているということで、評価が変わる可能性があります。また、妻が働いて得たお金を自分のものにしようという発想はあまりないので、それは妻が自由に使えるお金になるでしょう。

家計管理は、生活の根幹を支える重要なテーマです。夫と冷静に話し合い、使い方のルールを二人で決めていきましょう。

子どものことにもお金をケチる場合がある

ASの人は物事をとても合理的に考えます。言い換えると、非合理的なことに強い苦痛を感じます。仮に、一人の子どもを成人させるまでに約3000万円かかるとしたら、その額に見合う能力のない、勉強や努力をする気のない子どもに投資することを無駄と感じる場合があります。その結果、「学費は出すがクラブの会費は出さない」「勉強のできる長男にはお金を出すが、勉強の嫌いな次男には出さない」といった差別的な行動になる場合があります。

こうした夫の行動に対して妻が異論を唱えたり、子どもの肩を持ったりすると、夫の行動がさらに頑なになったり、子どもを傷つけるような言葉を投げかけるおそれがあります。

対応のPOINT

夫は妻に認められたいと思っていることを理解する

夫のさまざまなケチ行動はこだわりの強さからくるもので、悪意があるわけではありません。夫のやり方を認めつつ、妻から合理的な提案ができるとよいでしょう。

- **夫の言動や態度に感情的にならない努力をする**
- **夫のプライドを傷つけない言動を心がける**
- **数字とともに合理的な理由を添えて「今月はあとこれくらいお金が必要」であることを交渉してみる**
- **妻も働いて家計に貢献する**

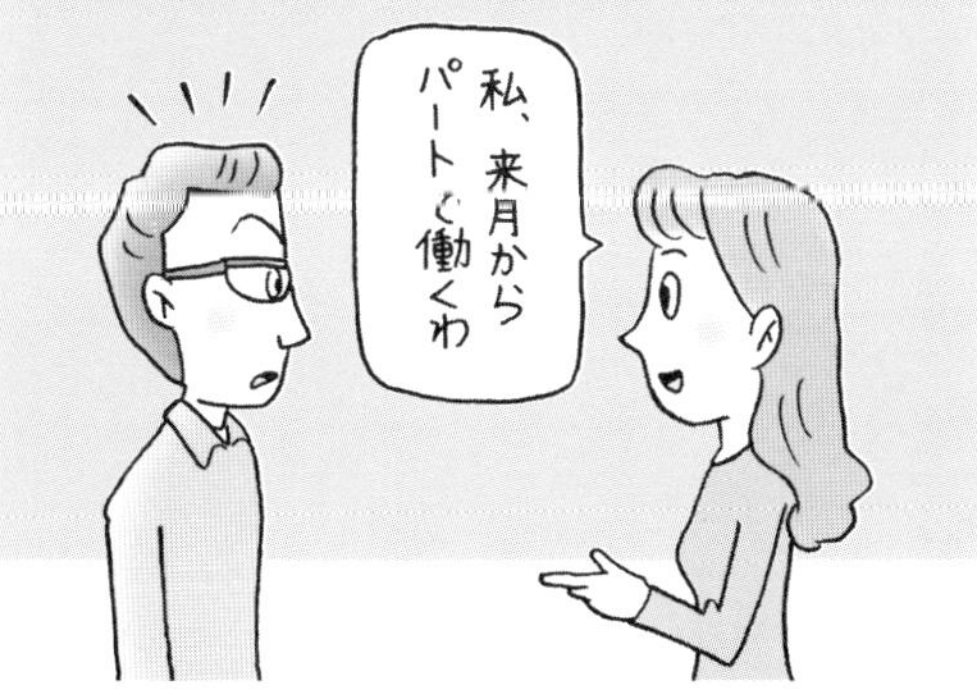

お金 CASE －3

自分の趣味にはお金に糸目をつけない

ＡＳの人は周囲に合わせようとせず、何事も自分を優先させる傾向があります。そのため家族への出費は渋るのに、自分の好きなことにはいくらでも使ってしまう場合があります。

好きなものにはお金をとことんつぎこむ場合も

ＡＳの人は、こだわりが強いという特性から、自分の好きなことや趣味に対しては徹底して打ち込みます。何時間でも没頭できるのです。そして、それらにかかるお金を無駄とは思いません。

妻には厳密な家計管理を強いる一方で、自分がほしいものに対しては、お金に糸目をつけないタイプの人もいます。自分で働いて得たお金は、自分の好きに使っていいと考えているためです。

たとえば、鉄道模型が趣味の人なら、一つ何十万円もするようなレアな車両模型をポンと買ってしまったり、珍しい蝶を追い求めて一人で海外旅行に行ってしまったり……。ほどほどにしておくことができないため、とことんやってはお金をつぎ込んでしまいます。その結果、生活費など必要経費にしわ寄せがいってしまうことがあります。

また、「財布にあるお金は全部使っていい」と思っている場合もあります。たとえば、夫の小遣いがひと月三万円だったとして、三万円を財布に入れておくと、短期間に使い切ってしまうことがあります。先々の出費の予定を考慮して、計画的に

ストレス発散のために散財している場合も

ＡＳの人の中には、そもそも金使いが荒いタイプの人もいます。特性があるがゆえに、健常な人には計り知れない〝生きづらさ〟があり、つねにストレスを抱えている場合があるのです。

それを解消しようと、好きなものを買ったり、お酒やタバコ、ＳＮＳ（ソーシャルネットワークサービス）やゲーム、ギャンブルなどにのめり込み、お金をつぎ込んで、やがて依存症のようになってしまうリスクもあります。こうなると、言葉や理屈では止められない場合もあるため、家計への悪影響は計り知れません。

使うのが苦手なのです。そうしてお金が底をつくと、「とりあえず借金しておこう」と考えてしまう場合があります。実際に借金をしても、次の給料が出れば返済はできるかもしれませんが、使うだけ使って、なくなったら借金で補うというやり方がルーティンになってしまうのは問題です。

趣味は禁止せず、お金の使い方をルール化する

ＡＳの人は、自分が必要ない（好きではない）と思うものにはお金を使いたがらないのに、自分の好きなことや趣味などには躊躇なくお金を使ってしまう場合が多いものです。そして、お金の使い方に計画を立てるのが苦手な人も多いので、妻が一緒に考えてあげるといいでしょう。「今月はこれとこれで合計いくら、来月は……」といった要領で、できるだけ目に見える形にしておくと効果的です。

妻からすれば、夫の趣味が無駄なことに見えたとしても、その趣味を禁止するのは得策ではありません。代わりに、その趣味に使っていい金額は、一カ月いくらまでと上限を設けるといいでしょう。その範囲内で楽しむように一緒に計画を立ててみましょう。

一カ月のお小遣いも、一度に全額を渡してしまうのはおすすめしません。仮に月三万円なら、一週間に一万円ずつ渡してもいいし、平日に毎日二千円ずつ渡すなどして、「使えるお金は今これくらい」ということを見えるようにしておくといいでしょう。

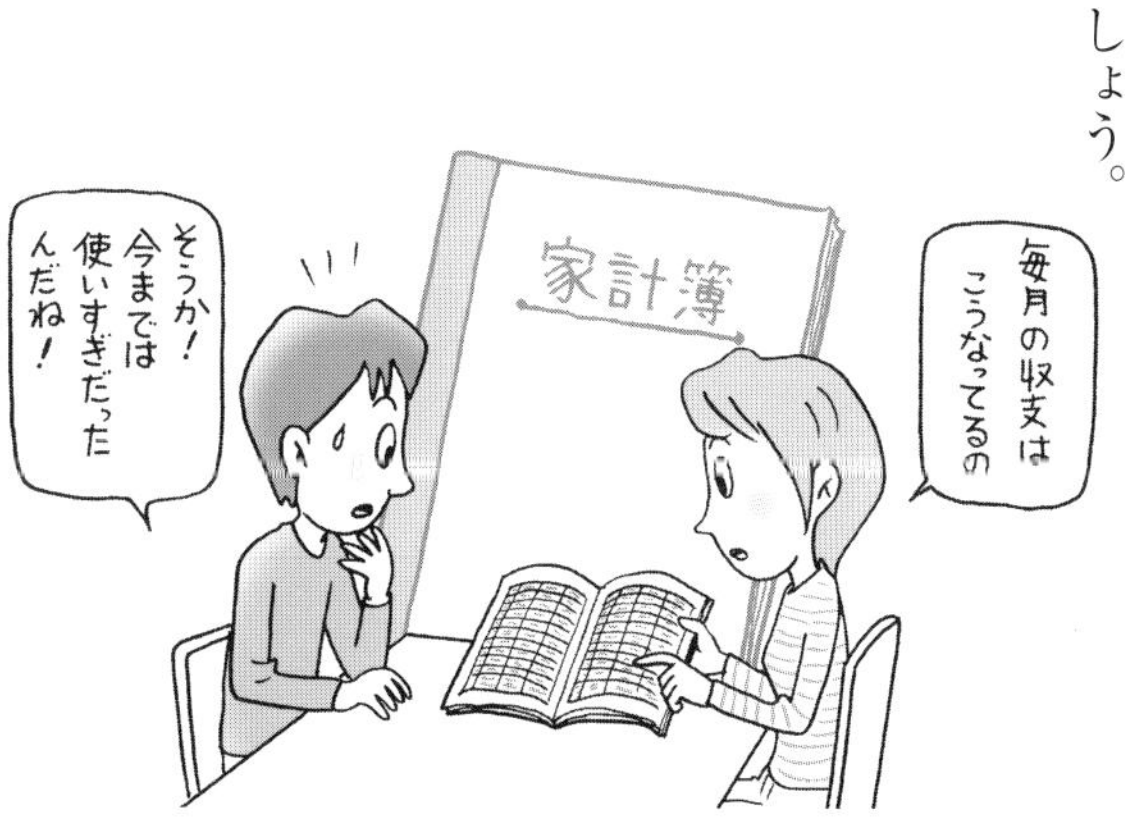
毎月の収支はこうなってるの
家計簿
そうか！今までは使いすぎだったんだね！

対応のPOINT

お金を計画的に使うサポートをしてみる

自分の好きなことや趣味などには躊躇なくお金を使ってしまうのは、お金の使い方に計画を立てるのが苦手という理由も考えられます。

- 夫のお金の使い方について、妻も一緒に考えてあげる
- 家計簿などをつけて毎月の収支を見える化し、夫にも納得してもらう
- 趣味を禁止すると頑なになるおそれがあるため、一カ月にいくらまでという基準を設けて合意しておく
- 毎月のお小遣いは小出しで渡すようにする

人をすぐ信用してお金を貸してしまう

言葉の裏側や本音がわからず、人の言うことをそのまま信じてしまうところがあります。そのため簡単にお金を貸して、返してもらえずにトラブルに発展するケースがあります。

相手の言葉を素直に信じてしまう

　ＡＳの人は、言葉の裏側や人の悪意を見抜く力が弱く、金銭トラブルに巻き込まれやすい傾向があります。たとえば、職場の同僚から「給料日には返すから」と借金を申し込まれると、その言葉を疑うことなくお金を貸してあげます。また、給料日になって返してもらえなくても、「お金を返して」と言えない場合があります。

　貸した相手に「いつ返してくれるの？」と催促しても「来月の給料日には返すから、今月は待って」などと言われると、素直にそれを信じて、結果的に返してもらえない場合があります。職場での金銭の貸し借りの場合、それが周囲にも知られて、トラブルに発展してしまうおそれがあります。

　また、ＡＳのケチな一面と関連して、「今だけお得」「あなただけの特典」といった文言に弱いところがあります。街角で「アンケートに答え

スマホの詐欺メールにも要注意

　近年、スマホに送られてくる詐欺メールをはじめ、さまざまな方法を駆使したフィッシング詐欺が急増しています。普通の人でもうっかり〝本物〟と信じてしまうほど手口が巧妙になっているので、何事も信じやすく、物事にはきっちりしているＡＳの人は、被害に合うリスクが高いと言えます。とはいえ、スマホなどに送られてくると、家族でも気づくことができません。そこで、妻が自分に送られてきた詐欺メールを、フィッシング詐欺の事例として夫に見せるなどしておくといいでしょう。

　そういうものがあるということを知っておけば、持ち前の「損はしたくない」という考えが発動して、詐欺の回避につながる場合があります。

れば景品を差し上げます」などと誘って高額な商品を買わせる、「アンケート商法」や「セミナー商法」にあっさりとだまされてしまうことがあります。それが商品を買わせるための、相手の手口だと気づかず、言われた言葉を信じてしまうのです。

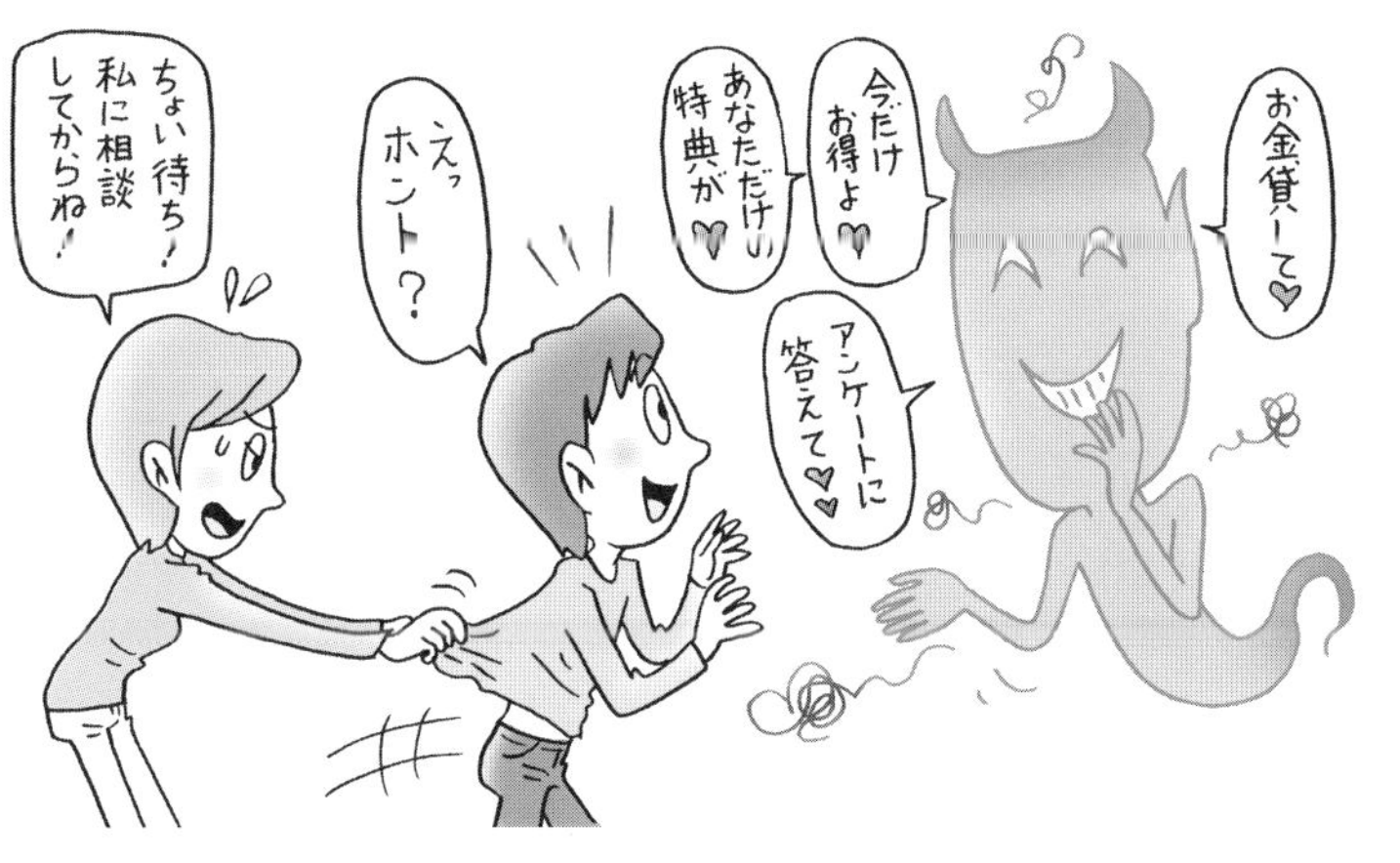
お金貸して♡
アンケートに答えて♡
今だけお得よ♡
あなただけの特典が♡
えっ ホント？
ちょい待ち！私に相談してからね！

「お金は貸さない」をルールとして徹底する

不用意なお金の貸し借りは、金銭トラブルになるだけでなく、人間関係にも悪影響を及ぼします。そうならないように、夫婦で金銭に関するルールをきちんと決めておくことが大切です。

まず徹底したいのは、人にお金を貸さないことです。金額の多少にかかわらず、相手にどのような理由や事情があったとしても、「貸さないこと」をルールにしましょう。

財布にお金がたくさん入っていると、つい気持ちが大きくなって財布の紐がゆるくなる場合もあります。そこで財布に入れておく金額の上限を決めておく、ATMから一回に引き出す金額を決めておく、クレジットカードを持ち歩かないなど、細かく取り決めておきましょう。

街頭での勧誘や呼び込みなど、向こうから近づいてきた場合は、対応しないことも大切です。もし、ほしいものがあっても高額な場合は、必ず妻に相談する決まりにしておくと安心できるでしょう。

対応のPOINT

お金にまつわる細かいルールを決めておこう

お金の話は本来なかなか難しいものですが、論理的思考に長けているASの人には案外有効です。思いつく限り細かくルール化しておきましょう。

- 知人や友人、同僚などにお金を貸さない
- ATMから一回に引き出す金額を決めておく
- 趣味に使う金額は上限○円までと決める
- 街頭のインタビューや勧誘などには対応しない
- 高い買い物をするときは、家族に相談する
- クレジットカードは持たない
- 身に覚えのないメールが届いたら妻に見せる

お金の
解決編①

夫の金銭にまつわるトラブルを防ぐヒント

ASの夫は金銭的なトラブルを起こしやすい傾向にあり、夫婦関係や人間関係などにも影響を及ぼします。それを未然に回避する方法を押さえておきましょう。

自分のやり方は正しいと信じて疑わない!?

全般的に特性のある夫は、自分の考えやそれに沿った行動は正しいと思っている場合が多いものです。常識的に見れば「おかしい」「変わっている」と思えることでも、本人はそう思っていません。自分のお金に対する考え方や使い方は、本人にとっては理屈に合ったものなのです。それだけに、妻が意見を言っても、聞く耳を持たない場合が少なくありません。

特にASの夫は、自分が納得しないとやらないし、直さないところが

ヒント❶ 使う金額に上限を設ける

使えるお金の上限を決めておきましょう。たとえば、「財布に入れておく金額はいくら」「ATMから一回に引き出す金額はいくら」「趣味に使うお金は一カ月にいくら」というように、制限をかけるのです。単に「こんなに使ってはダメ」とあいまいな基準を設けても、本人にはピンと来ないため、数字で決めておくとわかりやすくなります。

ヒント❷ カードは持ち歩かない

財布にあるだけお金を使ってしまうのと同じで、クレジットカードを持っていると、安易に使用し、利用上限いっぱいまで使ってしまう場合があります。銀行のキャッシュカードについたカードローン機能も同様です。その場で歯止めがきかないおそれがあるなら、カードは持ち歩かない方が良いでしょう。

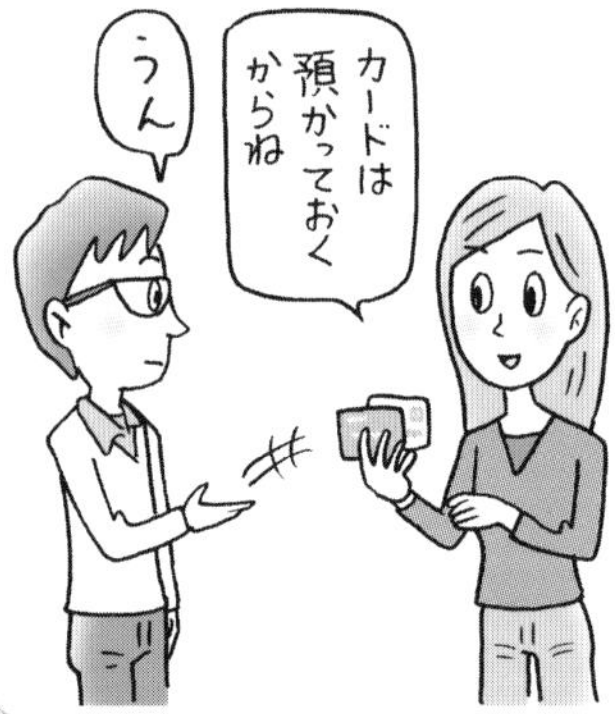

あります。自分の中にそうすべき理由や動機があればまた別ですが、妻が正論を述べて「だからやって」と言っても、効果はあまり期待できないのです。

　しかし、特性のある夫の金銭感覚は、小さなこだわりという程度ではすまない場合の方が多く、またそのままにしていても改善されることはありません。そこでトラブルを防ぐためにも、何らかの対策を講じておくことが大切です。そのヒントを紹介しましょう。

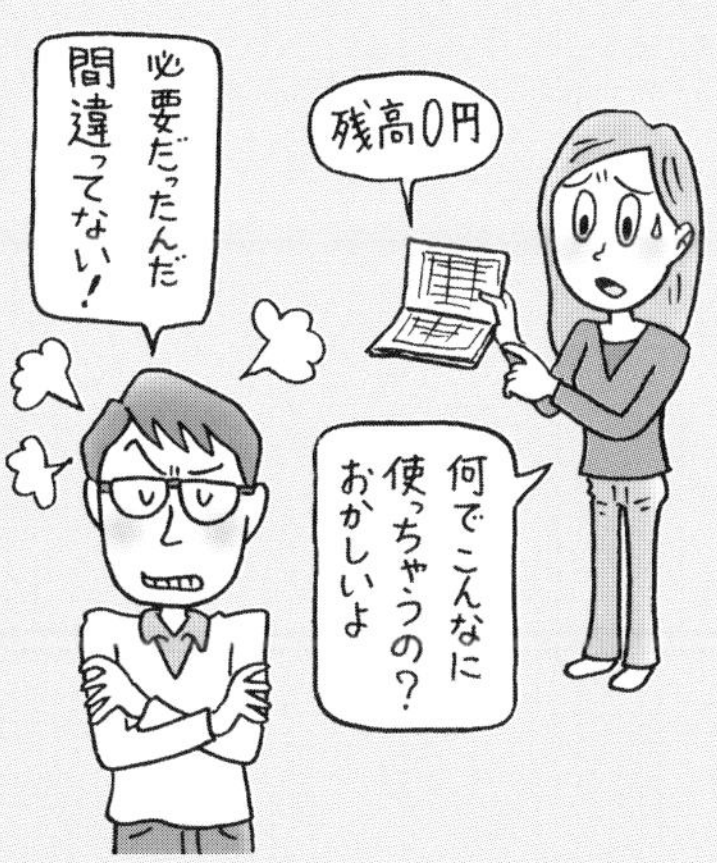
残高0円
何でこんなに使っちゃうの？おかしいよ
必要だったんだ間違ってない！

ヒント❸ その日は買わないルールにする

　ほしいものがあると、後先考えずに買ってしまうことがあります。値段の張るものでも、それが歯止めにはなりません。そこで予定になかったものがほしくなったときは、「その日に買わない」を家族のルールにしましょう。その場では買わずに、もう一度考える時間を設けると、買いたい衝動が薄れて無駄遣いを防ぐことにつながります。

ヒント❹ 誘い文句に乗らない

「お得！」「今だけ！」「あなただけ！」などの誘い文句を、言葉通りに信じてしまうところがあります。そのため、高額な商品を買わされたり、契約させられたりするおそれがあります。知らない人が言葉巧みに近づいてきた場合、足を止めない、その場では買わないなど、対応法を徹底しておきましょう。

ヒント❺ 金銭の貸し借りはしない

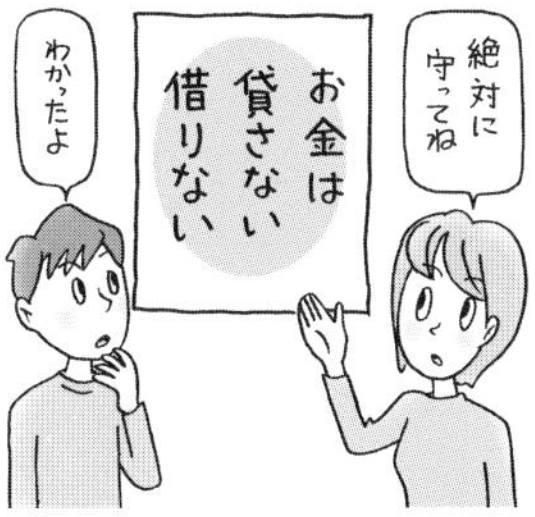
絶対に守ってね
お金は貸さない借りない
わかったよ

　相手の言葉をうのみにして、安易にお金を貸してしまう場合があります。ところが、「返してほしい」と言えないため、結果的に返してもらえないことも少なくありません。また、手持ちのお金が少なくなったからと、安易に金融業者からお金を借りてしまうこともあるので、「お金を貸さない、借りない」を徹底しておきましょう。

「家族＝チーム」の経済という視点を育む

ASの夫の金銭感覚はそのままにしても変わることはありません。「家族＝チーム」という視点に立って、お金にまつわるさまざまなことを取り決めていきましょう。

AS夫の経済的価値観が持ち込まれると対等な夫婦関係を阻む

お金は、生活の根幹にかかわる問題です。ところが、ASの夫の金銭感覚は〝小さなこだわり〟という程度ですまない場合のほうが多いこともまた事実です。

いくつか事例を紹介しましょう。あるASの夫は、日曜日のスーパーの10％還元セールに、数ケースのビールを買うことを妻の仕事と考えています。それを買うために妻は自転車で家とスーパーを二往復しなければなりません。夫は一緒に行くでもなく、妻には「太っているんだからちょうどいいよ」と言って、雨の日もそれを強いるのです。

またある夫は、「子育てを手伝わせるなら、出世はないと思え」と脅すように言い、子育てと一切関わらないことを妻に認めさせました。「もし子育てをさせたいなら、同じだけ稼いでみろ」とも言うのです。

同じようなケースは複数の夫婦からも聞かれます。「誰に向かって言っているんだ！　俺と同じだけ稼げると思っているのか」と怒鳴られた妻もいます。「お前には小学生ができるレベルの仕事しか与えていない」と言った夫もいます。

こうしたAS夫の経済的価値観が家庭に持ち込まれると、対等な夫婦関係をつくることを阻みます。そこに夫の実家の両親が加わると、さらに妻を辛い立場に追いやり、子どもまでが母親を無能扱いするようになることもあります。こんな状況が続けば家族関係は破綻し、妻は心身ともに苦しみの中に置かれることになってしまいます。

「家族＝チーム」を定着させ、家族に合った経済を構築

ASの夫は、他者の気持ちがよくわからないために、数字で物事を把握しようとする特性を理解した上で、

夫も家族のチームになってもらうにはどうすればよいでしょうか。

まず、これまでの家庭の中の印象を変えるために、「自分たち○○家」や「チーム○○」など家族をあらわすネーミングやラベリングをするといいかもしれません。チームとしての単位をイメージしやすくなるからです。

そして、チームの幸せのために、一定額以上の出費に関してお互い必ず相談すること、チームの中での相談とはディベートではなくより良い妥協点を見つけることなど、前提を取り決めておくと良いでしょう。

また、「○△家ではこうしている」など他の家庭の考え方や動向を情報として夫に伝えておくことも、「家族をすること」「父親をすること」のヒントになります。家庭の中には社会とは違った柔軟性があることを、システムの形にして夫に伝えていく必要があります。

同じ内容でも、妻から夫への要求や不満だと受け取られてしまうと、ASの夫は拒否をしたり、逃げてしまいがちです。

それは、ASの夫が他者の情緒や意図を想像することが苦手で、さらに妻からの要求を非難と受け取ったり、自分は否定されたと感じると、もはや何をしても仕方がないと思ってしまうからです。

ASの夫とのコミュニケーションには、その点を理解してあげることが大切になります。

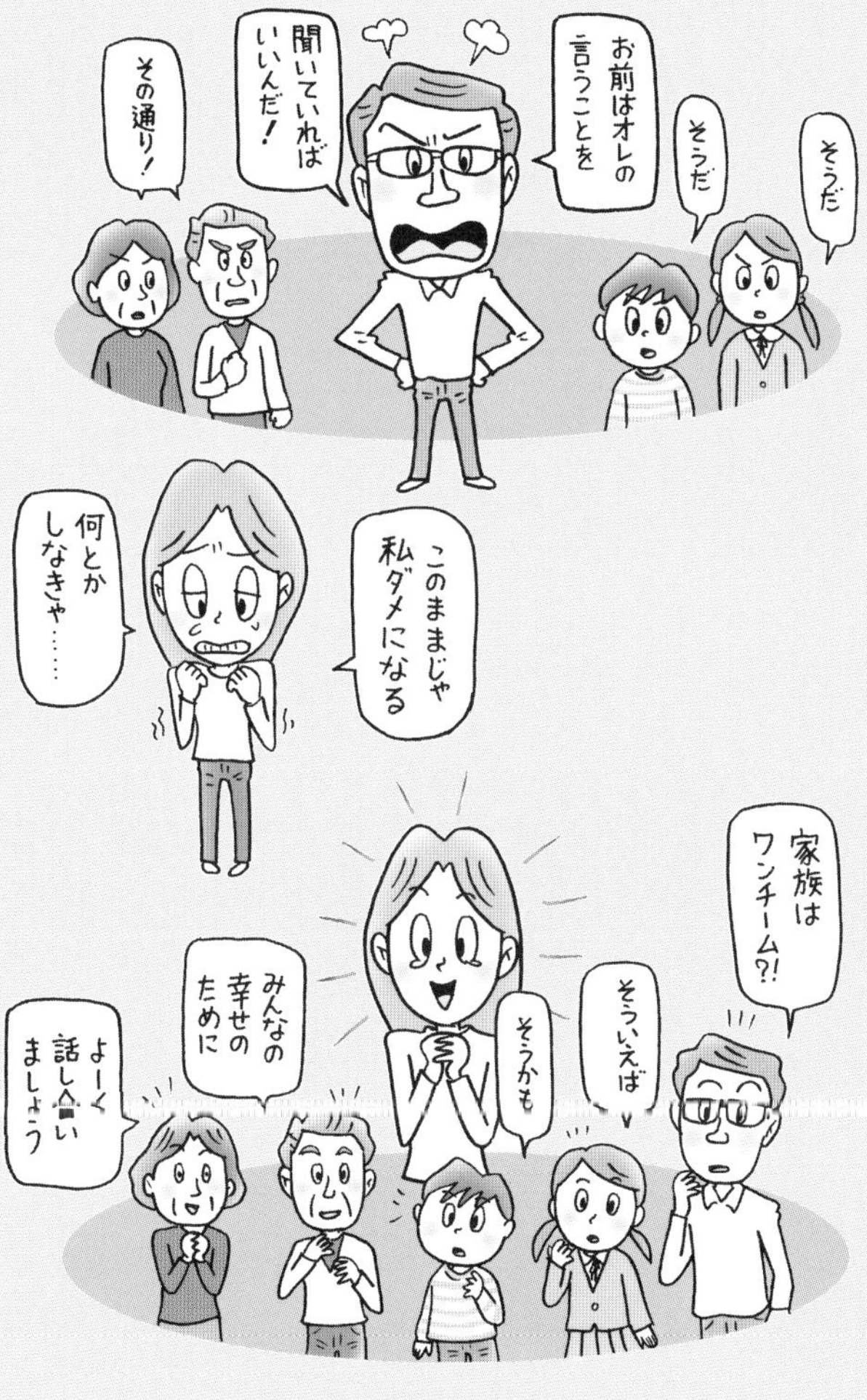
そうだ
そうだ
お前はオレの言うことを
聞いていればいいんだ!
その通り!
このままじゃ私ダメになる
何とかしなきゃ……
家族はワンチーム?!
そういえば
そうかも
みんなの幸せのために
よーく話し合いましょう

COLUMN

子どもに対して冷酷な評価者になることも

子育てに積極的ではないことの多いASの男性ですが、子どもには好かれたいと思っていますし、子どもの将来も心配しています。

そんな思いとは裏腹に、子どもに対して冷たく接することがあります。たとえば、子どもの学校の先生から、子どもの勉強のことや行動についてできない点を指摘されると、どのようにサポートして改善するかを考えず、ただ厳しい評価者になってしまうのです。「小学校のテストくらい100点が取れるだろう?」「なぜこんなこともできないんだ」というように。

ASのお父さんが冷たい言葉を発するとき、自分は本当のことを言っているという気持ちがあります。

ASの人は他者がどのように感じるかを想像することが苦手なので、自分の言動が人にどのように受け止められるかということに気をつけるよりも、発した言葉の内容が正しいかどうかを優先する傾向があるのです。

また、ASの人は、自分が周囲の人々に助けられて生活をしてきたという実感をあまり持っていません。多くの場合、自分の能力と自分の責任でこれまでやってきたと感じています。そのため、子どもにできない点があるのは、努力が不足しているからだととらえてしまうのです。

また、事実や数字を絶対視しているので、子どものテストの点数や先生からの評価といった数字や事実などの結果から、良し悪しを判断してしまうことも少なくありません。

カサンドラはそうした夫の子どもへの接し方に、子育てを一緒に担ってくれる父親がいない孤独と負担を感じてしまいがちです。

第
5
章

カサンドラから抜け出すための10の方法

夫の家庭内の言動や態度、夫婦間のトラブルは、親や友だちになかなか相談できないものです。また、相談したからといって、必ずしも解決するとは限りません。とはいえ、自分一人で悩んでいても状況は悪化するばかりです。カサンドラから抜け出すためにも、専門医や専門のカウンセラーに夫の状態と自分の状態を相談することが突破口を探るきっかけになります。

あなたは「カサンドラ」かもしれません

もしかして夫はASかも……？　そう思い当たったあなたは、長年の夫との関係が原因で知らぬ間に〝カサンドラ〟に陥っている可能性があります。

夫との気持ちの伝わらなさがカサンドラを生む

「夫に気持ちが伝わらず、いきなり怒鳴られたり、私が悪いとなじられたりします」

「夫は私のするすべてのことに反対します。その上私の実家のことも攻撃的に語ります」

「夫は普段はとてもいい人なのですが、こだわりが強く、わけもなくキレることがあります」

「子どもが生まれてから、夫との関係が難しくなりました。夫は世の中の男性がお父さんとして子どもに接するようなことにはまったく関心が

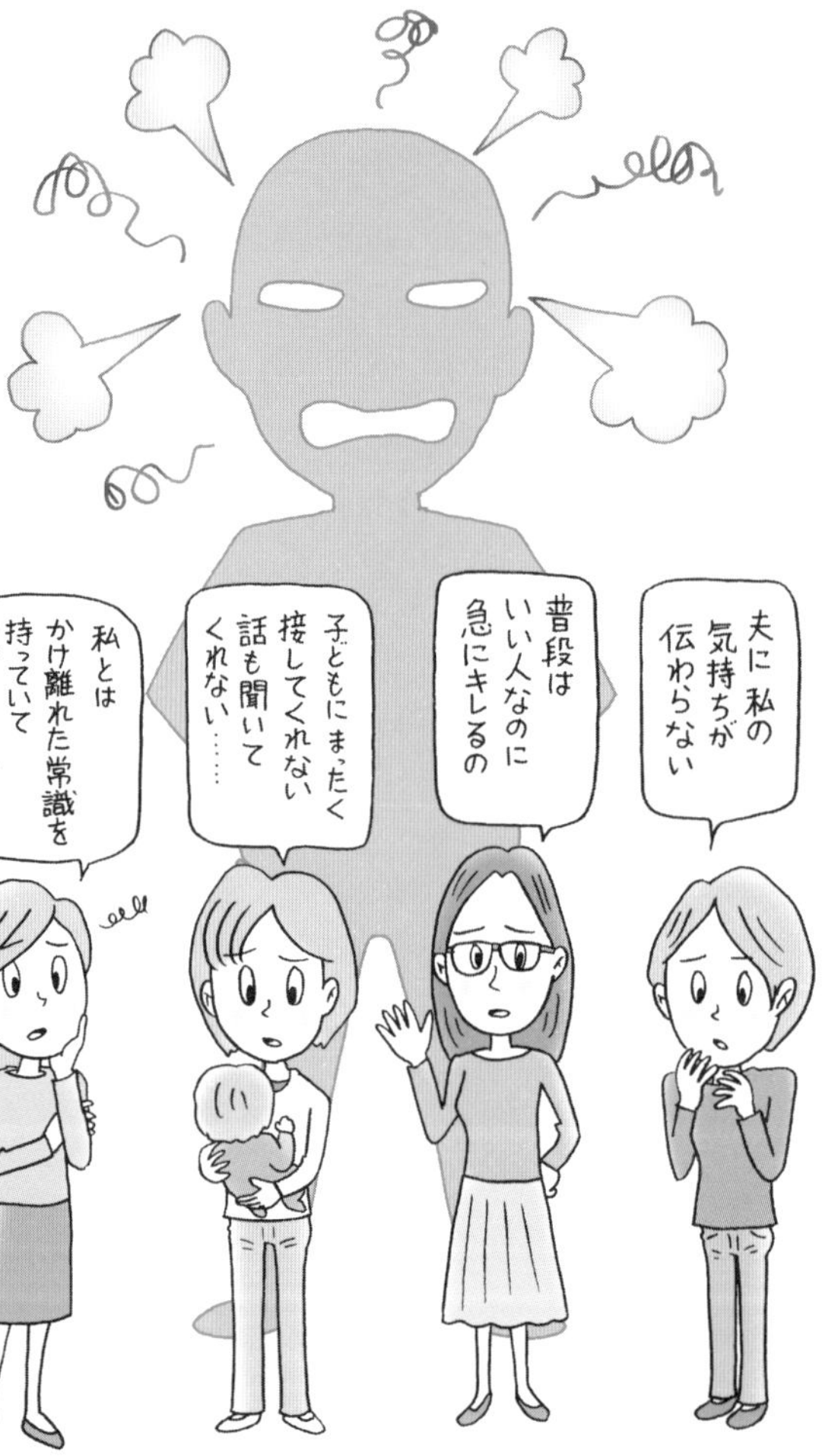

夫に私の気持ちが伝わらない
普段はいい人なのに急にキレるの
子どもにまったく接してくれない話も聞いてくれない……
私とはかけ離れた常識を持っていてわかりあえない

ありません。一緒に子育てをしてほしいと言っても、『出世ができない』と言い、私の話を聞こうともしません。頑張っていたけれど、突然涙が止まらなくなるんです」

「夫とは気持ちが通じることがありません。こちらの常識とはかけ離れた常識を持っていて、話がかみ合わないのです」

「暴力ではないですが壁に押し当てられたりします。そのときの表情はものすごく恐ろしく、忘れることができません。夫が近くにくると動悸がするようになりました」

これらは夫がASの妻が実際に訴えてきた深刻な悩みの一部です。彼女たちは眠れない、動悸がする、集中できない、片付けられない、突然涙が出る、外出できない、パニック発作があるなど、抑うつ症状を訴えて心療内科を受診することが多く、話を聞いていくと、「夫との気持ちの伝わらなさ」という共通の問題を抱えています。

深刻な夫婦も希望を見出すことは可能

もし、夫に対して同じような悩みを抱いているとしたら、あなたは〝カサンドラ〟かもしれません。自覚しているかどうかにかかわらず。たとえ、前述の訴えのように深刻な出来事は起こっていなくても、夫婦の間の小さな（本質的な）すれ違いの積み重ねがカサンドラの状態を引き起こします。その小さなすれ違いは、「夫婦の性格の違い」「それぞれの実家の価値観の違い」「コミュニケーションパターンの違い」では説明できない、ある種の極端さを含んでおり、それがカサンドラを苦しめる大きな要因となっています。

そこにはASの夫の特性に由来する、特有の対人関係の苦手さという原因があります。その原因を理解できれば、きっとカサンドラの状態から抜け出すための解決策が見つかると考えます。

カサンドラの状態で苦しんでいる妻たちや、苦しみから抜け出すヒントを見つけたい妻たちは、決してあきらめているわけではありません。カサンドラたちは、できればもう一度頑張ってみたいと思っています。

カサンドラたちが夫との気持ちのすれ違いに悩むとき、すれ違いの原因になっている夫の「苦手さ」を見つけ、適切な対応を実践することで、夫婦の関係に何らかの変化が起こることも珍しくありません。

カサンドラの悩みや、夫とのやりとりの実際を聞いてみると、その深刻さに驚きますが、どんな深刻な夫婦も希望を見出すことは決して不可能ではありません。

次のページから、臨床の現場で実践してきたカサンドラに対する支援をもとに、カサンドラの状態から抜け出す方法について見ていきます。

脱カサンドラ 1

自分が悪いのではないと気づく

まじめなカサンドラたちは、夫婦の関係がうまくいかないのは「自分のせい」と考えてしまいがちです。しかし、誰が悪いわけでもありません。

気づきが心の回復の第一歩

ASの夫との生活でカサンドラの状態に陥ってしまった妻たち。カサンドラの心の回復の第一歩は、まず「自分が悪いのではない」と気づくことから始まります。

自分が悪いと思うようになったのは、もともとまじめで自分に厳しい女性たちが、結婚によって自己が肯定されたと思っていたにもかかわらず、いつの間にか自己のイメージが結婚前よりも著しく崩れてしまい、自分を否定的にとらえるようになってしまったからなのです。

そのイメージを覆すには、自分がカサンドラであること、夫がASであることが夫婦の問題の原因だと知る必要があります。夫婦の関係性の問題に夫の特性が影響しているとわかると、長く苦しんできた妻が、「自分が悪いのではない」という気づきにつながるからです。

実際、そう気づくことによって、カサンドラの最初の変化は比較的早く起こります。

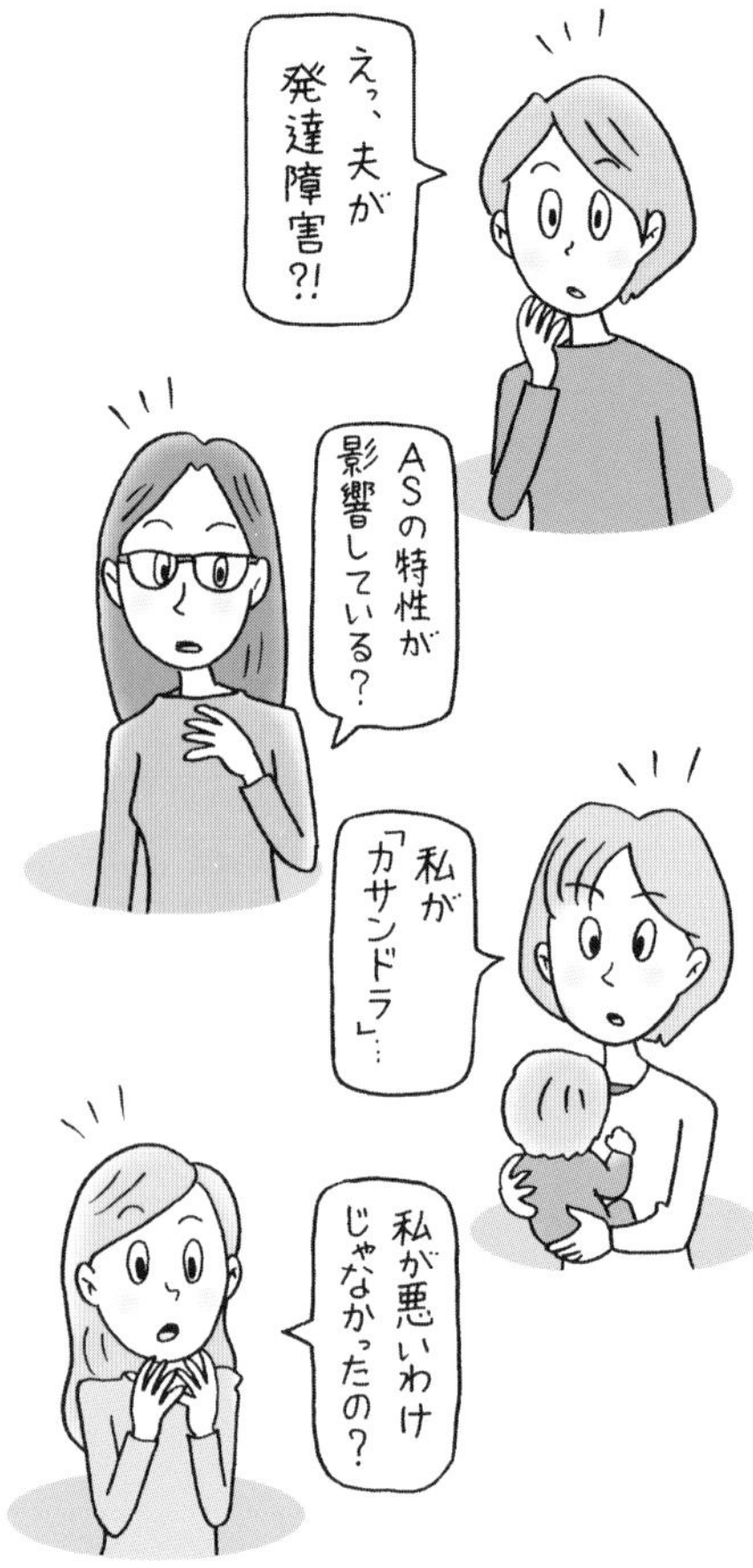
えっ、夫が発達障害?!
ASの特性が影響している?
私が「カサンドラ」…
私が悪いわけじゃなかったの?

脱カサンドラ●2

夫婦関係の悩みを一人で抱え込まない

夫の特性の有無にかかわらず、夫婦関係の悩みというのは、なかなか人には言いにくいものです。しかし、悩みや苦しみをだれかに伝えることで、フッと心が軽くなります。

相談できる人や場所を見つけよう

夫に対する違和感や不信感は、妻がわがままで未熟だから抱いたのではありません。夫婦が情緒的な相互関係を築けないのは特性のためで、だれのせいでもありません。それを心に留めておかないと、夫を責めたり、犯人探しをしたりして、逆に自信をなくしてしまい、負のスパイラルから抜け出せなくなってしまいます。

カサンドラの問題は、自分を理解してくれる人がいないことが本質です。だからこそ自分一人で問題を抱え込まず、だれかに相談してみることが大切です。夫を育ててきた両親、発達障害にくわしい専門医、同じ悩みを抱えたカサンドラたちの自助グループなどもあります。

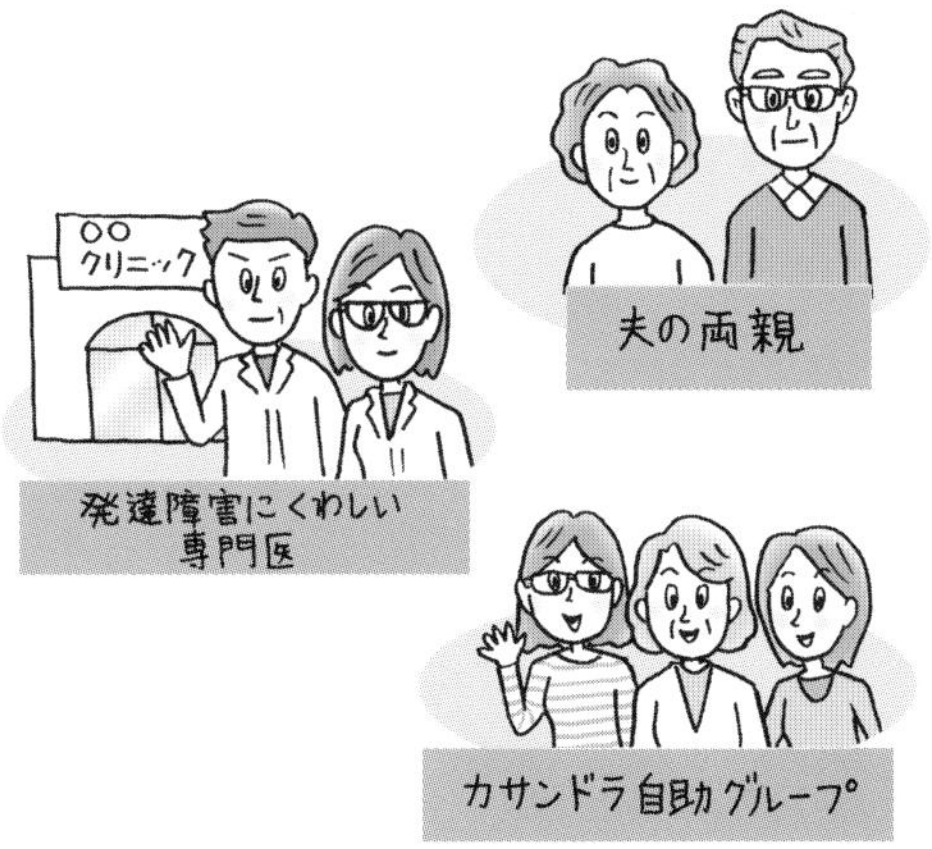
夫の両親
○○クリニック
発達障害にくわしい専門医
カサンドラ自助グループ

自分の気持ちを打ち明ける場所があり、「わかってくれる人がいる」という状況は大きな心の支えになり、負のスパイラルから抜け出すきっかけになります。

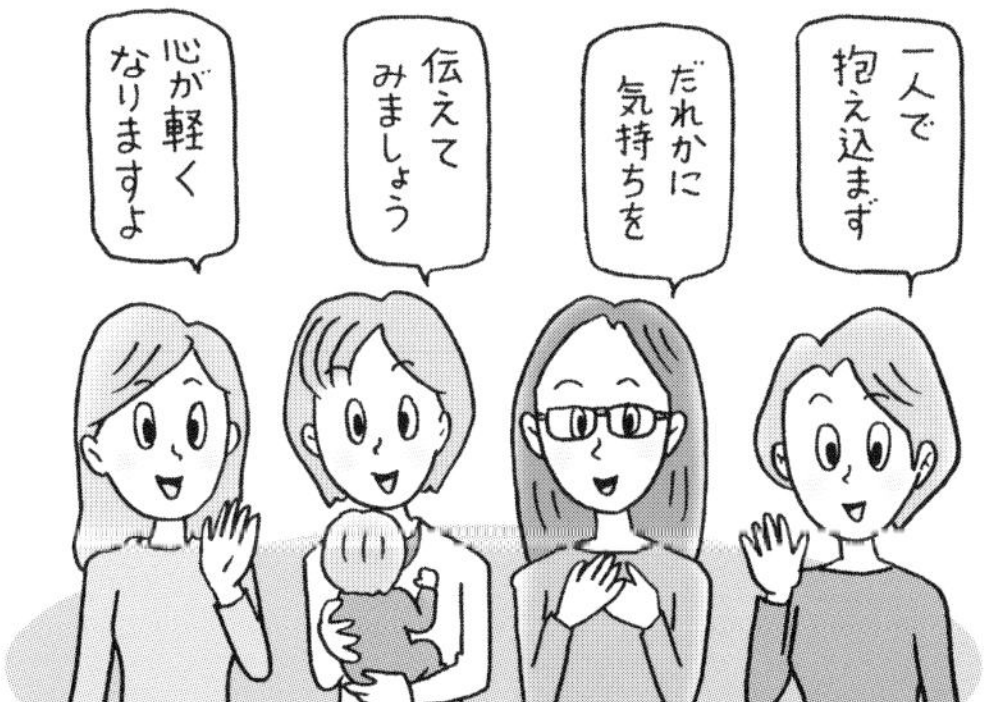
一人で抱え込まず
だれかに気持ちを
伝えてみましょう
心が軽くなりますよ

積極的に実家や友人に協力を求める

カサンドラが心を回復させていくには、ある程度の時間が必要です。その過程で大きな支えとなるのは、実家の両親や友人の理解とサポートです。

周囲が認めてくれることが回復を助ける

それまでは夫に対する違和感や悩みを実家の両親や友人に相談しても、単なる不平不満やグチだと思われることが多かったはずです。しかし、「カサンドラ」という状態があることを説明すると、その悩みや苦しみを理解してもらえるようになります。身近に自分の理解者が一人二人と増えていくと、心強く感じることでしょう。

特に、実家の父親が夫婦の問題に介入してくると、家庭の問題は社会の問題となります。夫は自分の社会的評価を落とさないために、夫婦の関係を解決すべき問題と位置付け、妻に対する評価や態度を変える可能性があります。

このように実家の両親や友人の理解を得て、協力してもらうことは、日常生活にさまざまな問題を抱えるカサンドラにとって大きな支えになると同時に、夫婦問題の解決につながる場合があります。

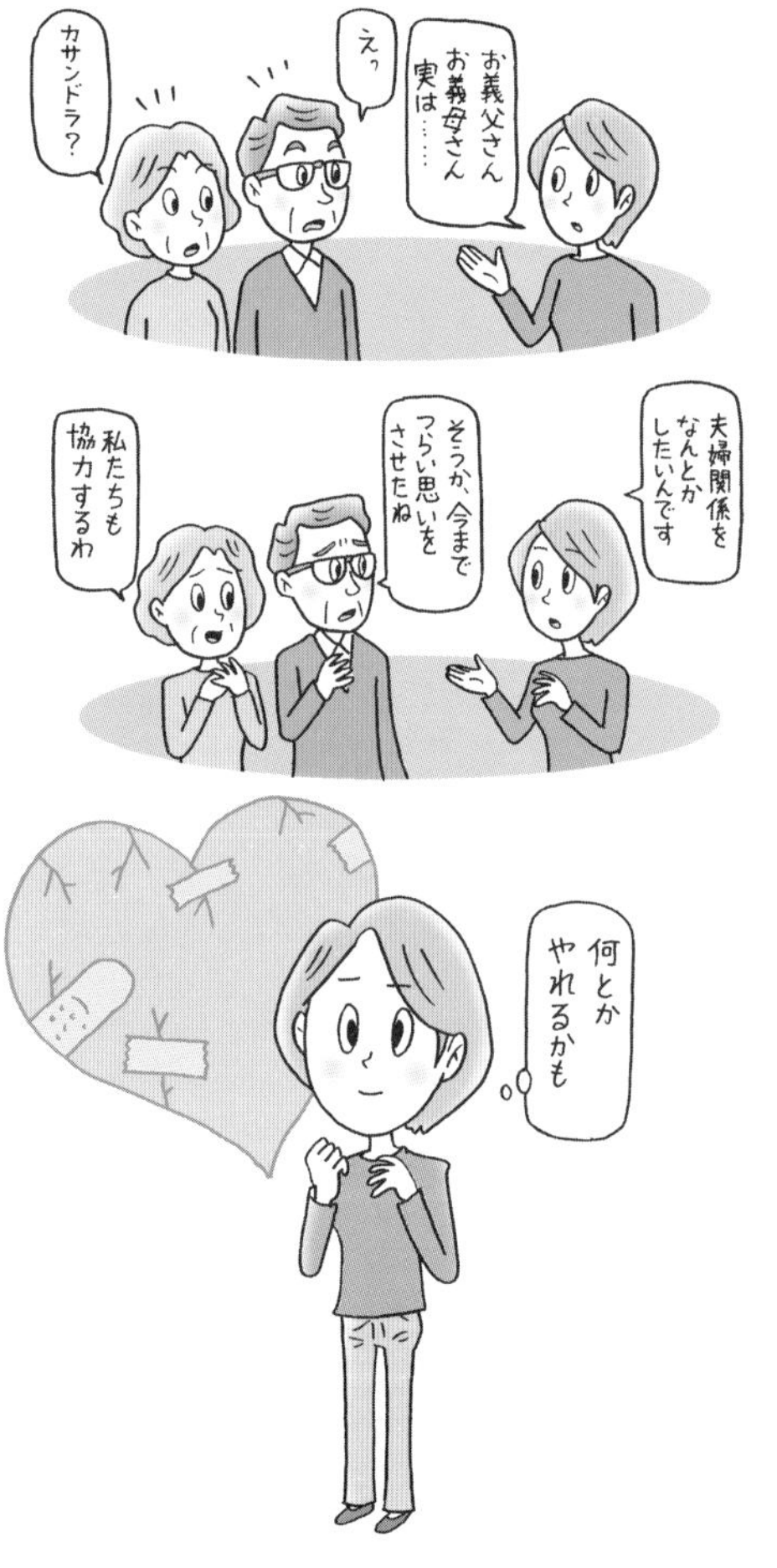
お義父さん
お義母さん
実は……
えっ
カサンドラ？
夫婦関係を
なんとか
したいんです
そうか、今まで
つらい思いを
させたね
私たちも
協力するわ
何とか
やれるかも

脱カサンドラ 4 ●

専門医やカウンセラーに相談してみる

カサンドラは、正しい思考や判断ができなくなっていることが少なくありません。その状態から立ち直るには医師や専門家に相談して、正しい知識や情報を得ることが大切です。

さまざまな違和感の原因が見えてくる

一度、発達障害にくわしい専門医やカウンセラーを訪ねるのも方法です。早いケースだと、一回の受診や面談で、良い変化があらわれる場合もあります。

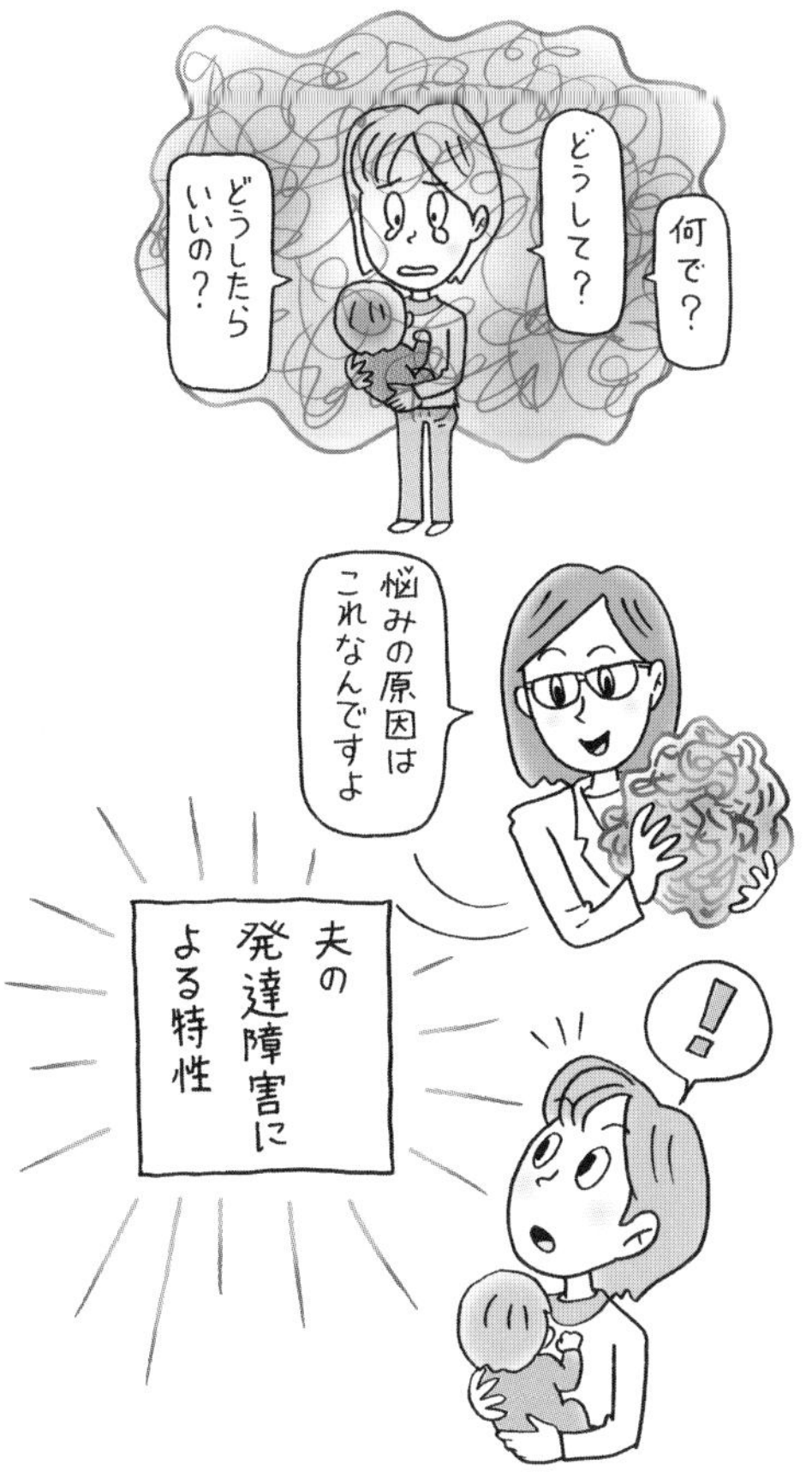

カサンドラに必要なのは、夫との間で経験してきたこと、それまで悩み苦しんできたことの本当の意味を知ることです。医師やカウンセラーを訪ねると、ASの夫は相手の気持ちや状況を想像することが苦手なこと、視野が狭く偏っていて細部が気になり、状況を読むのが難しいこと、社交的な経験が圧倒的に不足して、対人関係における不安があることなどが説明されます。

そのとき、今まで夫に感じていたさまざまな違和感の原因が見えてくるでしょう。気持ちの交流が持てずに、冷たい人だと思っていた夫の言動や行動が、特性によるものだったと理解できたとき、初めて「自分が悪いのではない」と確信が持てるようになります。

脱カサンドラ● 5

夫の怖さからの回復は一気に進まないことを知る

ASの夫との長年の生活により、カサンドラは何らかの恐怖や嫌悪感を抱えています。それを払拭していくには少し時間がかかります。

夫の理不尽な態度の裏には理由がある

ASの男性の言動は独特で自己中心的なことが多いものですが、中には常軌を逸している例もあります。

たとえば、妻を「お前は敵だ」と認識して暴言を吐く夫、何事も妻に責任を転嫁する夫、あるとき突然キレる夫など枚挙にいとまがありません。そんな夫と長年暮らしてきたカサンドラの恐怖心や嫌悪は想像を絶するものがあります。

こうしたケースでは専門機関を受診しても、一朝一夕に回復するのは難しいかもしれません。しかし、丁寧なカウンセリングを通じて、夫のそうした言動や態度の奥にある意味を理解することで、夫への恐怖心がやわらいでくることはあります。

また、どんなことが起こると夫が感情的な爆発を起こすか予測できるようになったり、夫と対峙することをやめたことで夫が落ち着き、穏やかな時間が増えていった例もあります。

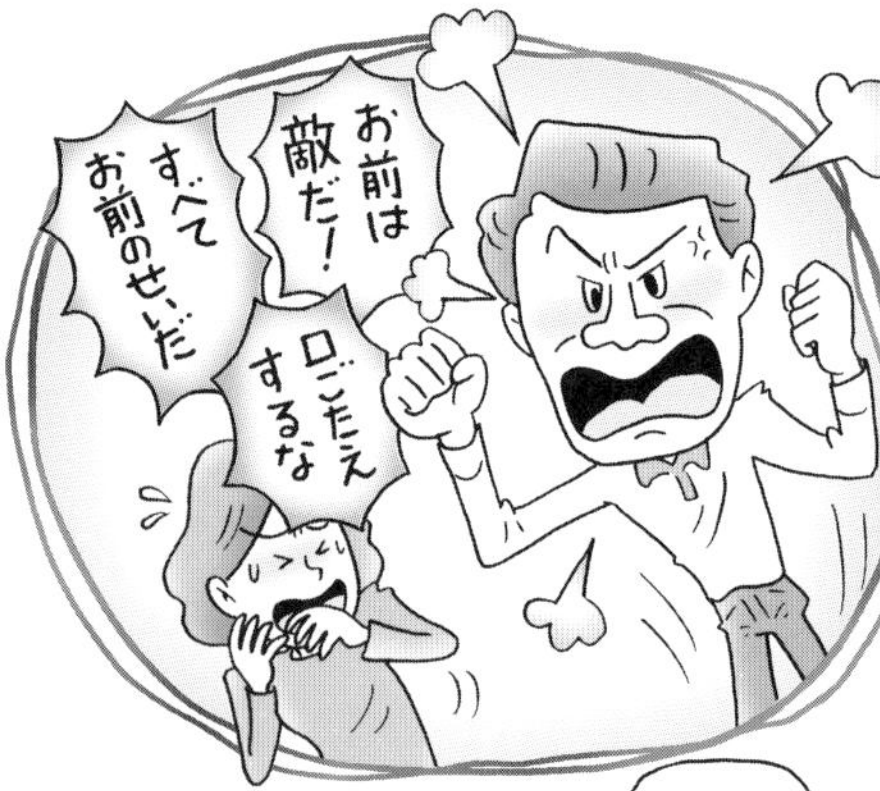
お前は敵だ!
すべてお前のせいだ
口ごたえするな

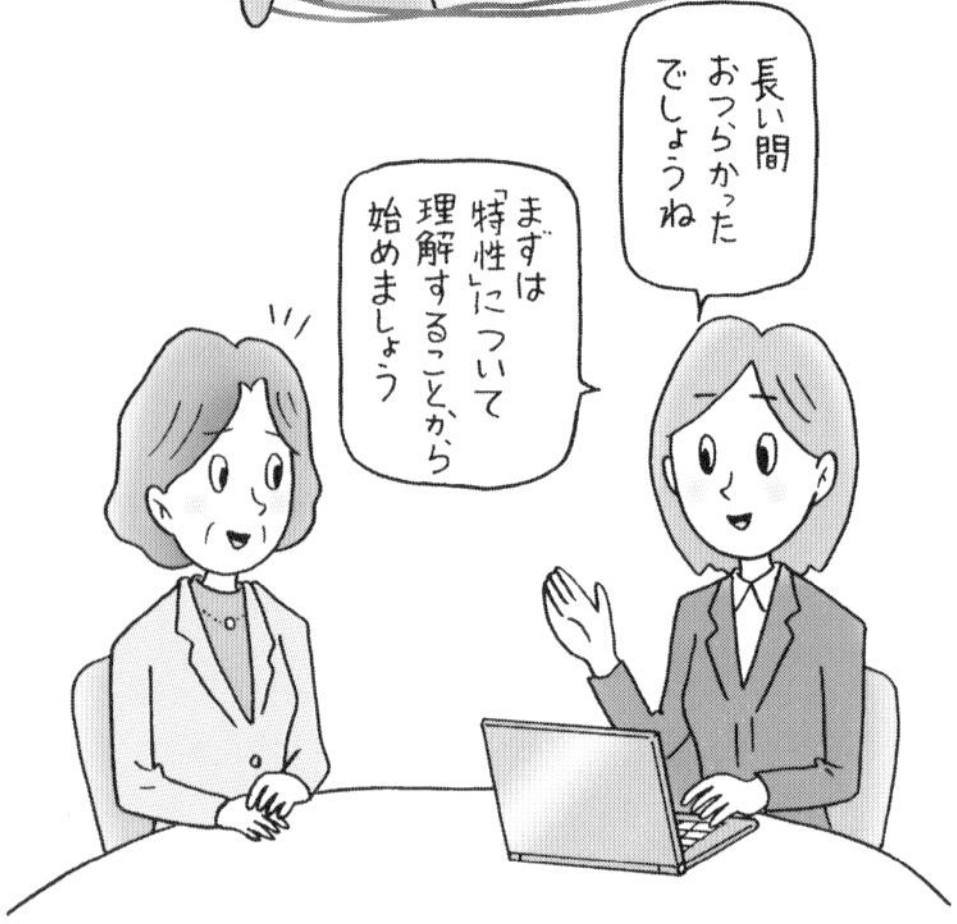
長い間おつらかったでしょうね
まずは「特性」について理解することから始めましょう

脱カサンドラ 6 ● 夫にしてほしいことを伝えてもらう

ASの夫とカサンドラの問題は、夫が家庭の中での役割を知らないことや、コミュニケーションがうまくいかないことが原因であることも多いものです。

ASの人はコミュニケーションが苦手

コミュニケーションは、七割以上が態度や表情、しぐさなどで成り立っています。しかし、ASの夫はそうした非言語的な情報を理解することが苦手で、ほぼすべて言語によるコミュニケーションでしかやりとりができません。

しかも、良く知らない事柄や問題を何の情報もなく突然相談されること、不満を訴えられることが苦手です。相手の視点で物事を考えることが苦手なので、何を要求されているかがよくわからず、自分自身が否定されているように感じて、とても感情的になります。また、自分の社会的な得にならないような妻や子どもの要求に振り回されることも苦手です。

こうしたASの特性を踏まえて、夫にしてほしいことをはっきりと言葉で伝えると同時に、「夫にしてほしいことを言ってほしい」と専門家に伝えることも非常に有効です。

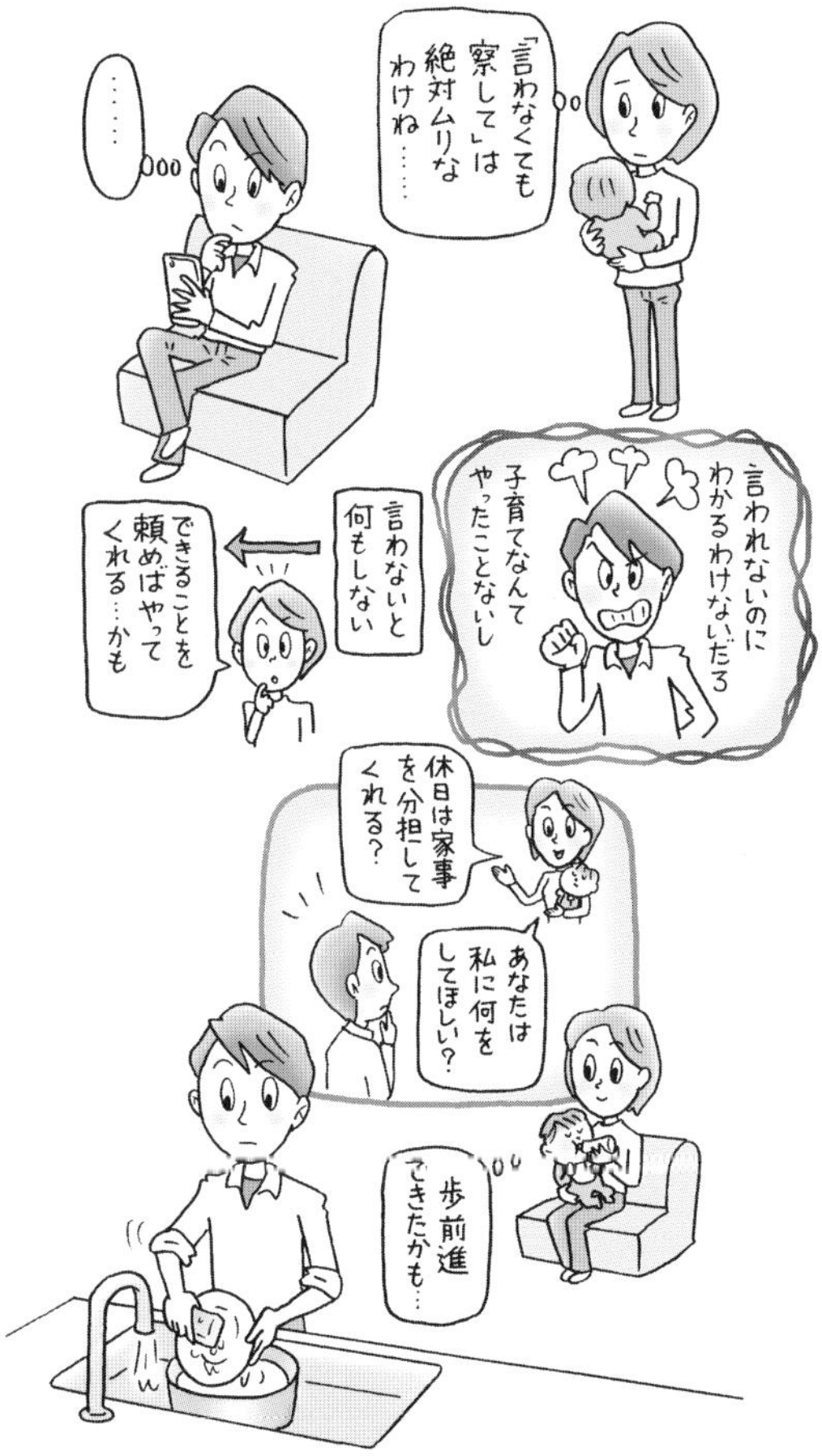
「言わなくても察して」は絶対ムリなわけね……
……
言われないのにわかるわけないだろ
子育てなんてやったことないし
言わないと何もしない
できることを頼めばやってくれる…かも
休日は家事を分担してくれる?
あなたは私に何をしてほしい?
歩前進できたかも…

脱カサンドラ 7 ●

夫の個性を認めよう

ASの特性を理解し、受け入れるのは容易ではありません。しかし、少し頭を切り替えて、特性を個性ととらえるようにすると、夫婦関係を改善する糸口が見つかりやすくなります。

夫の特性を「個性」ととらえてみる

夫婦関係がうまくいかないのは、特性が影響していると頭では理解できても、心に受け入れられるようになるのは容易ではありません。カサンドラの心の中には、これまで夫に感じていた違和感や不満、夫から受けてきた暴言や圧力などがあり、理由がわかったからといって、すべてを忘れられるわけではありません。

しかし、そんな夫とこれからも人生を一緒に歩んでいくと決めているなら、少し頭を切り替えて「特性＝個性」ととらえてみるのも方法です。

夫の言動や行動の一つひとつを理解して、「だからこういう言い方をするんだな」と納得するのです。

もちろん、長い間悩み苦しんできたカサンドラが、一朝一夕に頭を切り替え、夫を理解するのは難しいでしょう。そこで医師や専門家、両親、友人などのサポートを受けながら、少しずつ受け入れていくといいでしょう。

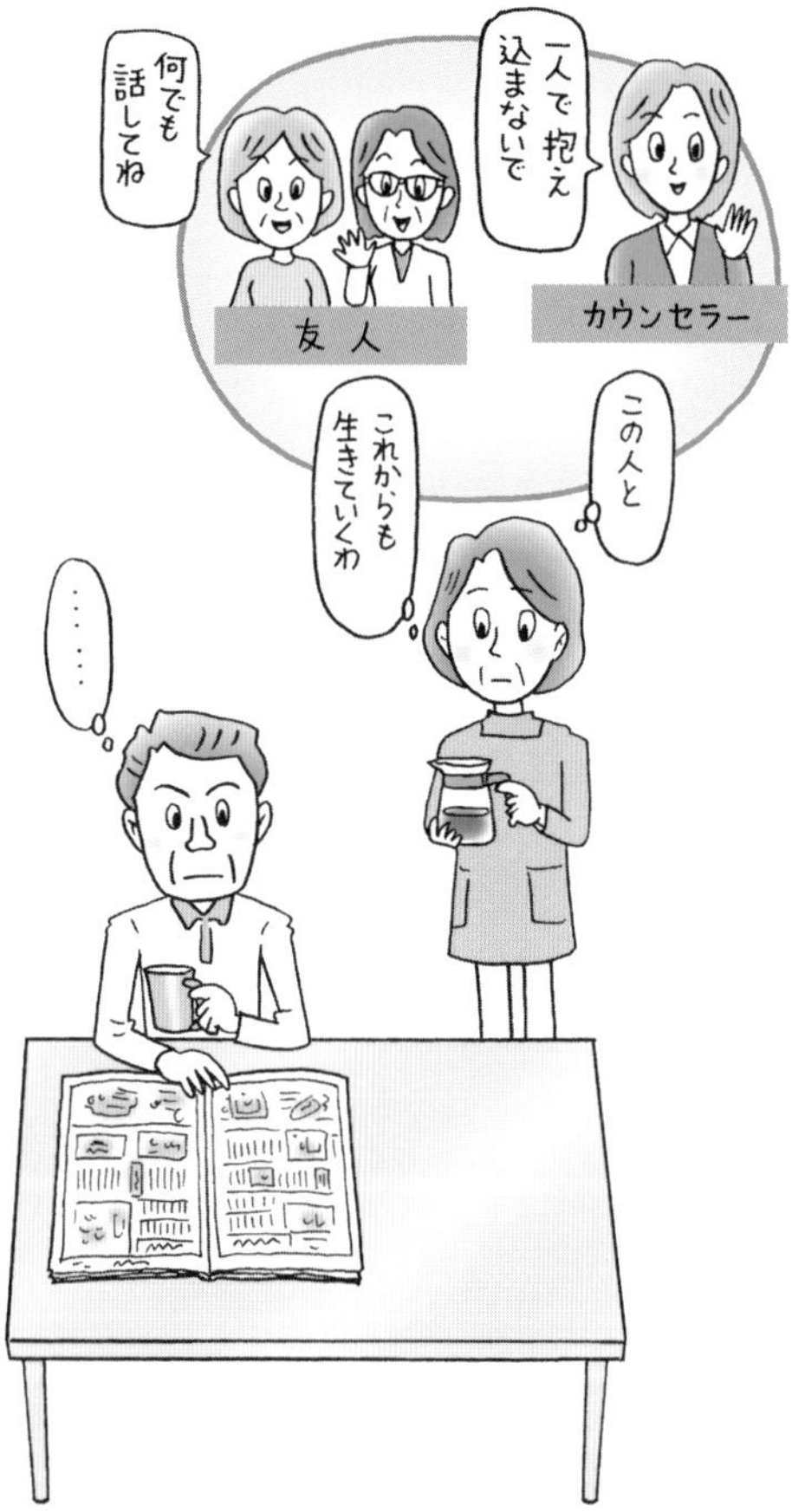
一人で抱え込まないで
何でも話してね
友人
カウンセラー
この人と
これからも生きていくわ
……

脱カサンドラ 8 ●

ASの夫を決して責めない

ASの夫は、常に自分が責められているように感じてしまいがちです。その特性を頭に置いて、〝夫を責めない〟ことを実践してみましょう。

相談や意見を「否定された」と受け取る傾向がある

ASの夫とのコミュニケーションで意識してほしいのは、〝夫を責めない〟ことです。ASの男性はどんな小さな相談や意見も、自分が上手にやれていないという意味に受け取りがちです。自分が周囲からマイナスの評価をされ、否定されたと受け取る傾向があるのです。相手からの肯定的なメッセージが出ているとき、ASの男性は安心できますが、否定的な言い方は逆効果で、相手を敵と位置づけ、戦闘モードになってしまいます。

また、妻からの訴えや要求や意見は、ASの夫にとって情緒的な性質のもので、理解するのが難しい場合があります。夫からすれば、否定的な評価や非難と受け取りかねません。

妻は意図していなくても、妻から夫に要求するという形になりがちです。そこで、ASの夫からみて、感情を含まない無機質の情報という形にして伝えるのがポイントです。

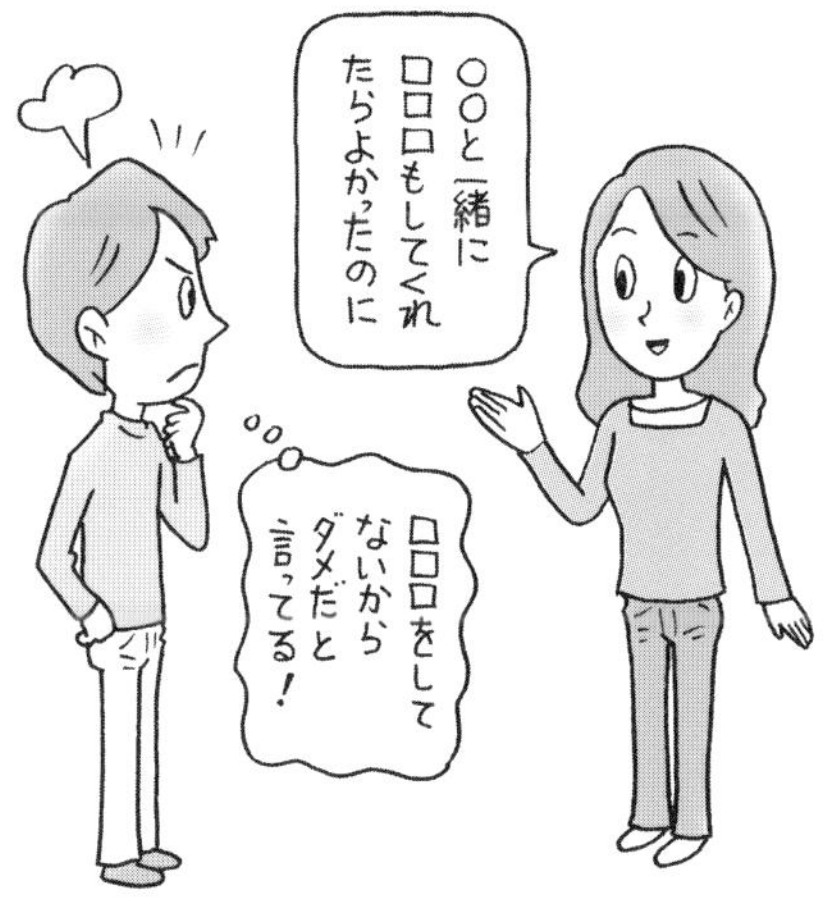
○○と一緒に□□□もしてくれたらよかったのに
□□□をしてないからダメだと言ってる！

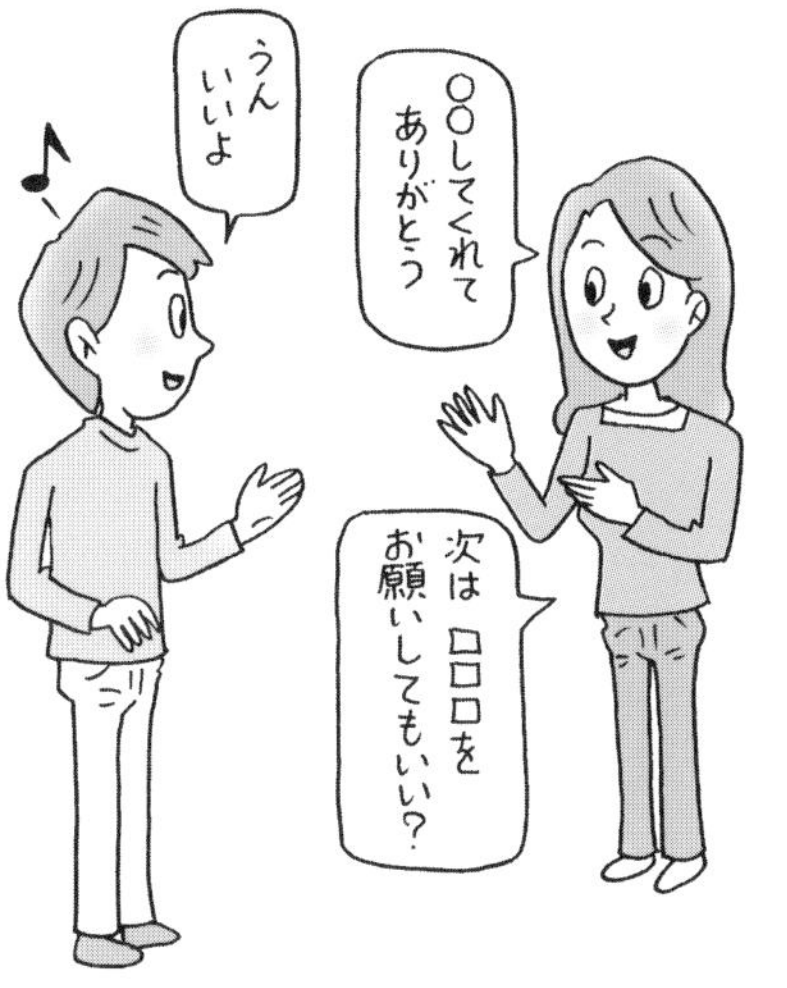
○○してくれてありがとう
うん いいよ
次は □□□をお願いしてもいい？

脱カサンドラ● 9

理想の夫婦より自分たちなりの夫婦に

さまざまな悩みや苦悩を乗り越えて、ASの夫と何とかうまく生活しているカサンドラたちもいます。そこにカサンドラから抜け出すヒントがあります。

一般的な価値観を捨ててみる

カサンドラから抜け出し、自分たちなりの夫婦の形をつくりあげていくには、〝夫婦とはこういうもの〟という一般的な価値観を、少しだけ捨ててみることになるかもしれません。

繰り返しになりますが、夫婦関係がうまくいかないのは、妻が悪いわけでも、夫が悪いわけでもありません。だれも悪者ではないのです。それでもさまざまな問題が起こり、コミュニケーションがうまく図れないのは、まだ夫の特性がよく理解できていないのだと考えられます。

時間はかかるかもしれませんが、夫の特性を一つひとつ理解していき、夫に対して何をしてほしいのか、根気強く伝えていきましょう。ほかの家庭ではどうしているのか、比較することはありません。そうして自分たちができる夫婦関係を少しずつ構築していきましょう。

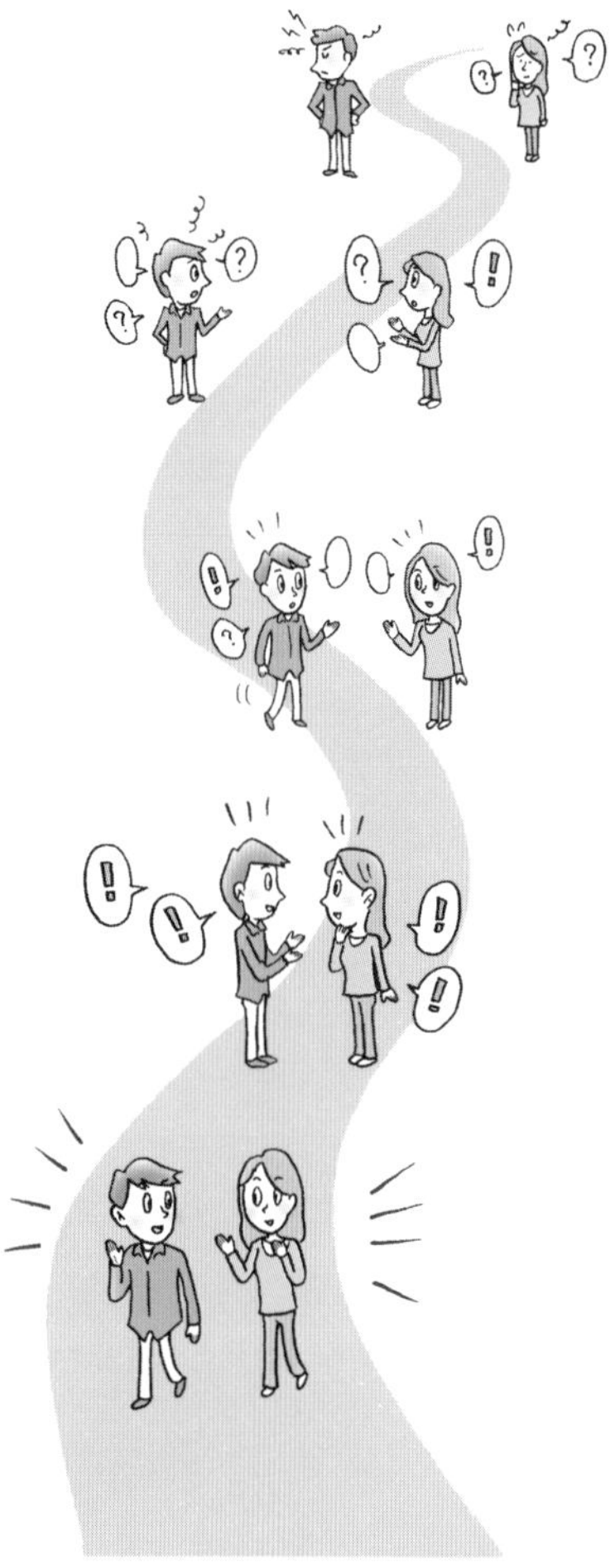

脱カサンドラ 10 ● 別居も一つの解決策

カサンドラの中には、夫に強い恐怖心を抱いている人もいます。原因が特性のためとはいえ、一緒にいるのが困難な状況なら、別居するのも選択肢の一つです。

夫に抱いた恐怖心を我慢することはない

ＡＳの夫の中には、極端に共感性を欠く言動をする人がいます。それはもはや暴言という暴力であり、モラルハラスメントです。また、感情のコントロールがきかなくなって、突発的に暴力をふるって妻にケガをさせたり、性的行為を強要するケースもあります。

　こうした事例は一般的な家庭内暴力と違い、突発的で回数が少なく、夫はその後暴力をふるったことをケロッと忘れて、普段通りにしていることがあります。

とはいえ、このような出来事はたった一度でも妻にとっては恐ろしい体験であり、その記憶が消えることはありません。その後、夫の顔を見て話せなくなったり、夫が近くにいるだけで動悸がしてくるというカサンドラもいます。もし、夫と一緒に暮らすことがリスクをはらんでいる場合には、別居することも選択肢の一つです。

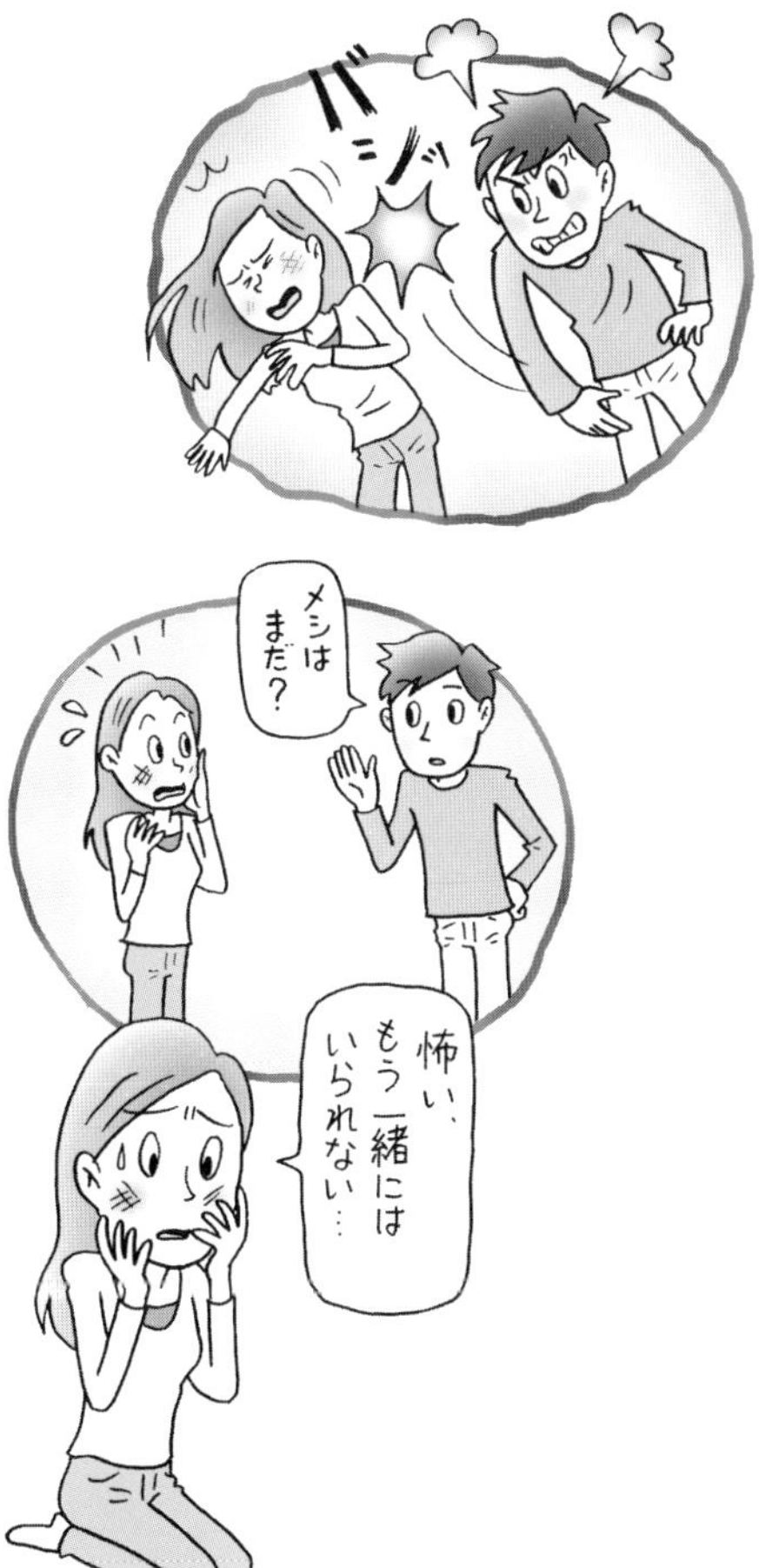
バシッ
メシはまだ？
怖い、もう一緒にはいられない…

COLUMN

カサンドラから回復する過程で生じる副産物

カサンドラから抜け出すために、知らず知らずのうちに副産物が生じていることがあります。たとえば、夫の自己主張に対抗するために自分も引かず自己主張をするようになったり、物事を常に合理的に考えるようになったり、目的のはっきりしないことをやることに価値を見出せなくなるといった変化です。

これらはASの夫とうまくやっていくために、学習して身に着けた思考パターンやコミュニケーションスキルと言えます。しかし、それがほかの人との人間関係に影響を及ぼす場合があるのです。

もとは場の空気を読みながら、人間関係を良好に保つためのコミュニケーションができていたはずのカサンドラが、ママ友やPTA、近所との付き合い、学生時代の友人などとの他愛のないおしゃべりを意味のないことのように感じるようになり、関係性がギクシャクしたものになるというケースがいくつか報告されています。

これは本来の自分の上に、〝ASのような特性〟が出てきたためと考えられます。実際、「自分が周囲から浮いている気がする」とか「以前より自分が嫌な人間になった」と訴えるカサンドラもいます。

周囲との関係に多少の変化をもたらすこの副産物は、故郷を離れるような寂しさと似ているかもしれません。

しかし、カサンドラの能力からすれば、あまり心配しなくても良いように思います。

おそらく後から身に着けた合理的な考え方に馴染んだ後で、もっと柔軟に、状況に応じてコミュニケーションのパターンを変えることができるようになるはずです。

第6章

「離婚」を決断する前に

気持ちが通じ合わない夫との生活に疲れ、離婚を考えるカサンドラも少なくありません。体と心を壊してしまうほど辛い日々を過ごしてきたなら、離婚も前向きな選択肢の一つです。しかし、もう一度だけ頑張ってみようとすることも悪くありません。離婚を決めるその前に出来ることについて、いくつかの事例を参考に考えてみましょう。

関係修復より離婚を望み始めたカサンドラたち

長年、夫との気持ちの伝わらなさを感じてきたカサンドラの中には、関係修復よりも離婚を望んでいるケースが少なくありません。

夫との生活でエネルギーが枯渇してしまったカサンドラ

夫との関係に悩んできたカサンドラたちは、発達障害やAS、その特性についての知識もなく、夫の特性が夫婦の問題に関係しているという発想を持たないまま過ごしている場合が多いものです。

カサンドラたちは、ただ毎日不可解な出来事が起き、コミュニケーションにズレがあり、気持ちをわかってもらえず、労わられず、伝わらない不安を抱え、意図することと反対の反応に戸惑い、さまざまなストレスに悩み続けてきました。

その結果、程度の差はありますが、偏頭痛、体重の増加または減少、低い自己肯定感、性的関心の低下、さまざま恐怖症、不安、抑うつ・無気力感などの症状があらわれます。実際に医療機関を受診したカサンドラの測定値を見ると、抑うつ状態を示す基準値を超えていることもあります。こうした症状は、彼女たちのエネルギーが枯渇し、これ以上のストレスには立ち向かえなくなり、疲弊してしまったことを示しています。

そんなカサンドラたちの中には、夫との関係修復よりも離婚を望んでいる人が少なくありません。人生100年時代と言われる今、この後何十年続くかもしれない人生を、夫と一緒に生きるという未来が描けないことに気づいたのです。

子どもの自立をきっかけに離婚を決意する場合も

子どものいる夫婦の場合、子どもの自立も大きく影響します。

カサンドラたちは、子どもの大学受験や就職という最後の母親としてのサポートが一段落したとき、その役割を失い、夫と二人の生活を意識

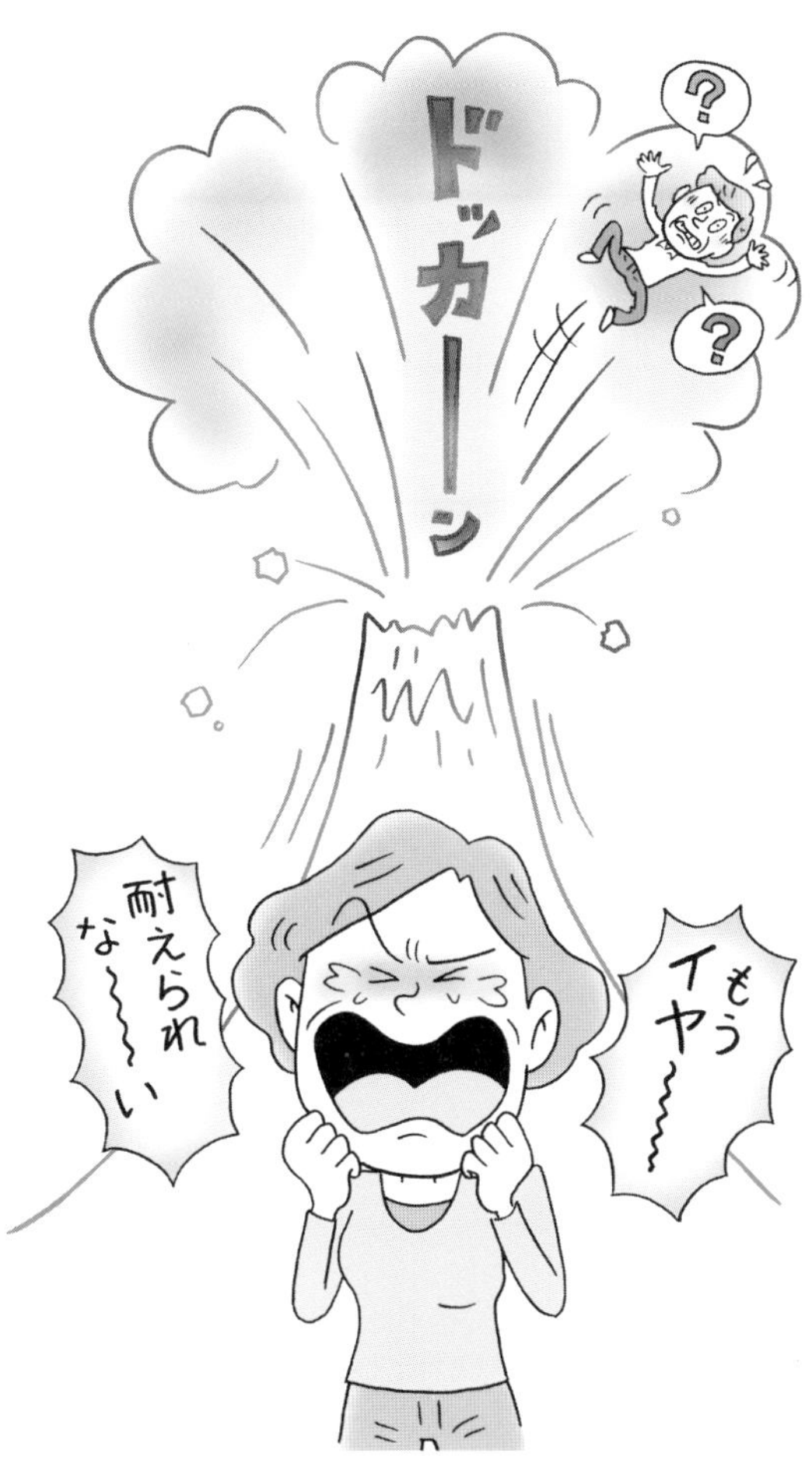

し始めます。子どもの自立によって夫との結婚を維持しなければならない目的を失うのです。

子どもが家を出たり結婚したりしたときに、多くの「両親」が感じる憂うつで不安になる状態を「空の巣症候群」と言いますが、カサンドラたちの空の巣体験は、それが夫とはシェアされない孤独な喪失感であることにも気づきます。

夫は子育てについても関心や関与が少なく、言ったことしかしてくれず、心の交流が少なかったこと、大変な状況でもそばにいてくれず、いても何もしてくれなかったことを妻は一人で抱えてきました。夫はそれに対して感謝の言葉を言ってくれたこともありません。そもそも夫は、家族の出来事をあまり覚えていないのです。そうしたことが一気に思い出され、これまで抑えてきた夫に対する怒りが噴出します。

一方、夫は子どもの自立に際して、これからも妻と一緒に生きていく、世話をしてもらえる老後を何の疑問もなく想定しています。

しかし、それは妻にとって、対等に助け合うWell-beingな生き方ではありません。これまでの日々と同じ、自分の気持ちには無関心で、話は通じない、話しかけても相手にしてもらえない、やってほしいことを伝えてもうるさがられ、止めてほしいことも止めてもらえず、自分が助けてほしいときに何もしてもらえない生活です。

これまで離婚は現実的ではないと思っていたカサンドラたちは、子どもの自立を機に、夫とこれまでのような関係で一緒に暮らせるかを真剣に考え、別居に踏み切ったり、離婚を決意するケースが少なくありません。

ケース❶ 妻から離婚を切り出されて事の深刻さに気づく

A家の家族構成

夫：58歳（メーカー勤務）
妻：55歳（専業主婦）
長男：33歳
（会社員・昨年結婚）

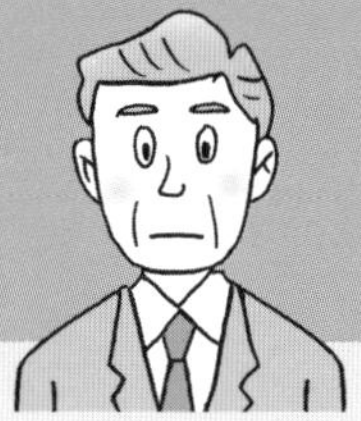

周囲から羨ましがられた交際相手

離婚を視野にカウンセリングを受けたAさん夫婦の事例です。

Aさんは55歳で、夫は58歳。離婚を考えるほど追い詰められた妻と、仕方なく連れてこられた夫です。夫の訴えは、「妻がこれまでの自分の言動で傷つき、怒っていて、離婚をしたいと言っている。現在、別居中である。自分は離婚をしたくないので、関係を修復するにはどうしたらよいか教えてほしい」というものです。

往々にして、夫の訴えは短絡的で安直です。妻には伝えきれないほどの訴えがありますが、夫の目的は妻の怒りを止めることに集約されます。妻の抱えている悩みや辛さに向き合うというより、何らかの対処法やトリセツを知るのが目的であることが少なくありません。

Aさん夫婦は授かり婚でした。長男は33歳になり昨年結婚しました。Aさんと夫は、職場で知り合いました。夫は優秀な大学の大学院を修了後、大手メーカーに就職し、Aさんのいる部署に配属されました。夫は誰に対しても愛想が良く、社交的に見え、仕事も問題はありませんでした。今、家庭内で見せる夫の行動とはまったく違っていたのです。小さいことは気にしない様子からも、Aさんは心の広さを感じたと言います。

交際が始まると社内の女性社員から羨ましがられました。しかし、交際していくうちに、相手の気持ちがわからない、空気が読めない、コミュニケーションが伝わらない場面が増えていきました。そして、温和な人柄から想像できないほど、突然カッとすることがあり、イライラしたときの言葉がきついのです。

妊娠がわかったときの夫の反応が忘れられない

最初にショックを受けたのは、交際中に妊娠がわかった時です。夫（まだ結婚していませんが）は出世ルートに乗るため海外転勤の希望を出そうと考えており、その段階で結婚についてはまったく考えていなかったのです。そのせいか、Aさんの妊娠を知った夫は喜びもせず、第一声は「何で?」でした。その反応をAさんは忘れることができません。

　そんなASの男性の冷たい発言を聞くと、「男はそんなもの」とつい性差に理由を求めようとします。脳の働きが違うから仕方ないのだと。そうでも思わなければ、残酷で受け入れられないからです。しかし「男はみんなそう」ではないことも知っています。ASの特性がない人は、相手を故意に攻撃する意図がある場合を除いて、こんなにも不用意で残酷な発言はしません。残酷なのに悪気がないのです。

　Aさんと夫は結婚をすることになるのですが、まるでAさんが何かいけないことをしたかのように、夫はイライラしたような態度をとることがよくありました。夫は、Aさんの両親に結婚の承諾と妊娠について詫びることに消極的で、むしろ自分は被害者だと言いたいかのようでした。当時授かり婚はまだ、家によっては望ましい形ではなかったからです。

　Aさんの実家は厳格で、妊娠による結婚をなかなか認めませんでした。父親に「なぜそんな子になってしまったのか」と怒鳴られ、母親に泣かれました。それを伝えると夫は余計消極的になり、なぜわざわざ怒られに行かなければならないんだと不快感を示しました。

30年近く抱えていた夫への不信感と怒り

　妊娠がわかったときの第一声に対するショックと、同じ気持ちになって実家に対処してくれなかった夫に対して、Aさんはその後30年近くも不信感と怒りを抱えてきました。夫のこのようなチーム感のない、逃げる態度はその後もさまざまな形であらわれたからです。

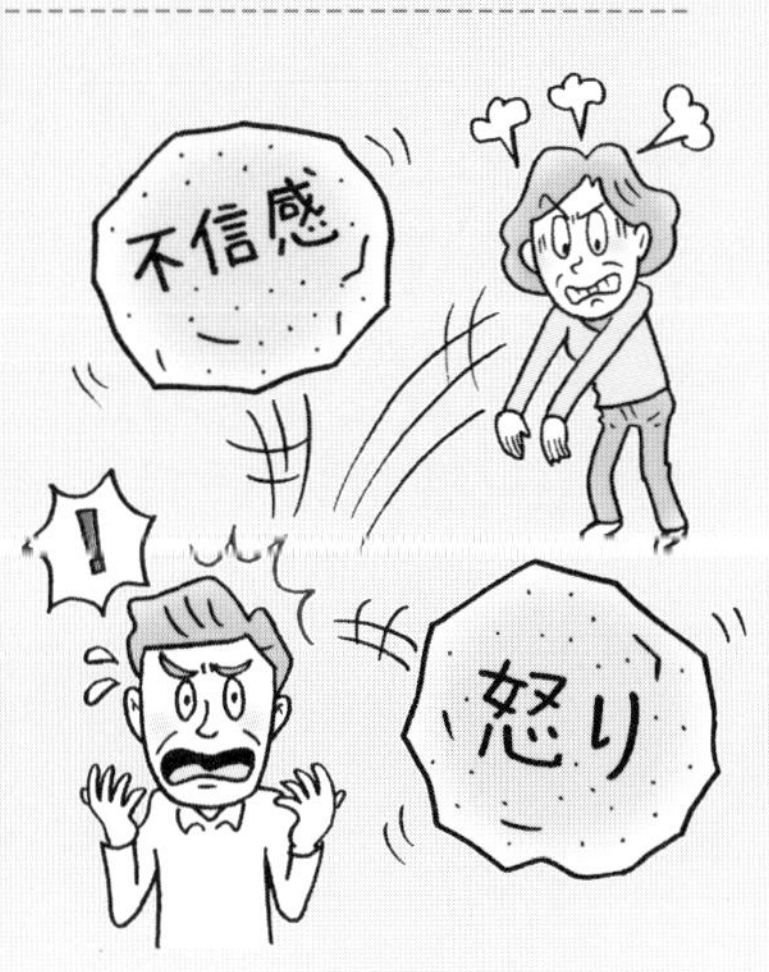

　妻が離婚したいというのは、夫には寝耳に水ですが、妻がそれまで何も言わなかったわけではありません。それまでにも妻は、苦しさや怒りの気持ちとその理由を何度となく訴えてきました。しかし夫は「だってそうだったんだからしょうがないじゃないか」「もう謝っただろう」「しつこいのは君の方だ」「これ以上何をしろと言うんだ」などと突き返していたのです。

　夫は、別居することになって初めて事の深刻さに気づいたのでした。

離婚回避には「心からの謝罪」が不可欠

妻と離婚したくないASの夫は、元の状態に戻るための方法を模索しがちです。しかし、本当に必要なのは妻への謝罪と、過去に自分がしてきたことを妻と共有することです。

夫は離婚を決意させた原因を思い出せない

　妻から離婚を切り出されたとき、ASの夫は大いに戸惑い、右往左往します。しかし、ASの夫は何が妻をそう決意させたのか、原因となった出来事を思い出すことができません。そして過ぎたことは仕方がないので、離婚を回避するための方法を模索しようとします。何を妻が問題にしているのかを見ようとせず、ただ方法や答えを知ろうとするのです。

　離婚の危機に際して、これからのことを考えるのは一見理にかなっているように見えます。ポジティブ心理学という分野では、過去にとらわれるのではなく、未来志向の方が幸福になれることを示しています。一人ならそれでもいいですが、関係性の問題はそうではありません。問題が発生して存続の危機に直面した会社が再建を目指す際、何が問題だったのかを検証しないことなどありえません。

　ところが、夫婦のこととなると喧

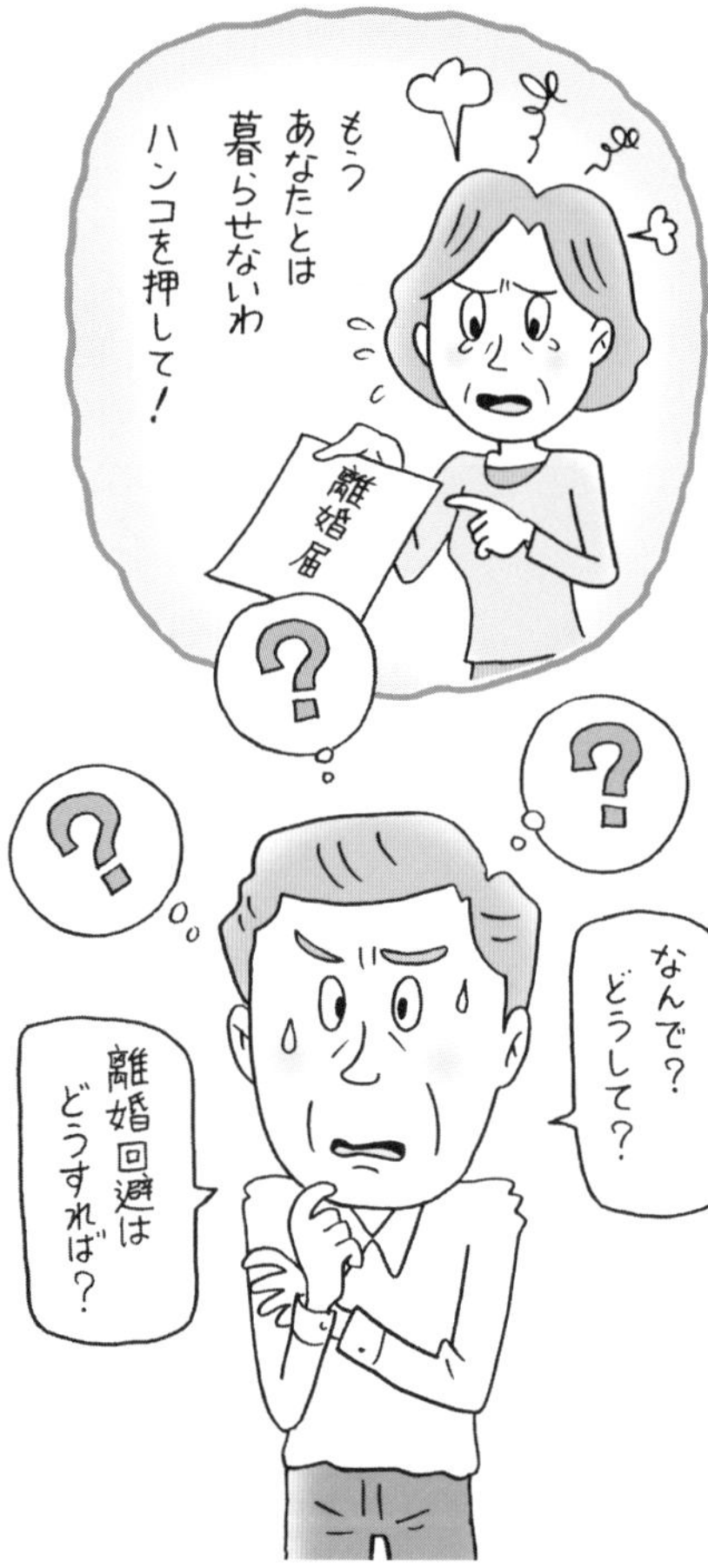

もう
あなたとは
暮らせないわ
ハンコを押して！
離婚届
なんで？
どうして？
離婚回避は
どうすれば？

嘩両成敗のように思ってしまいます。妻から「このままでは離婚する」と言われて初めて事の深刻さに気づいた夫は、妻の求めに応じてこれまでのことを謝罪します。

　しかし、それは妻が望む謝罪ではありません。まるで小学生同士がケンカをして先生に呼び出され、自分は悪くないのに先生から謝るように促されて仕方なく「ごめんなさい」と言うようなレベルであることが多いのです。「ごめんなさい」と口では言いながら、実は自分は悪くないと思っていることが見え見えのため、さらに妻をガッカリさせます。

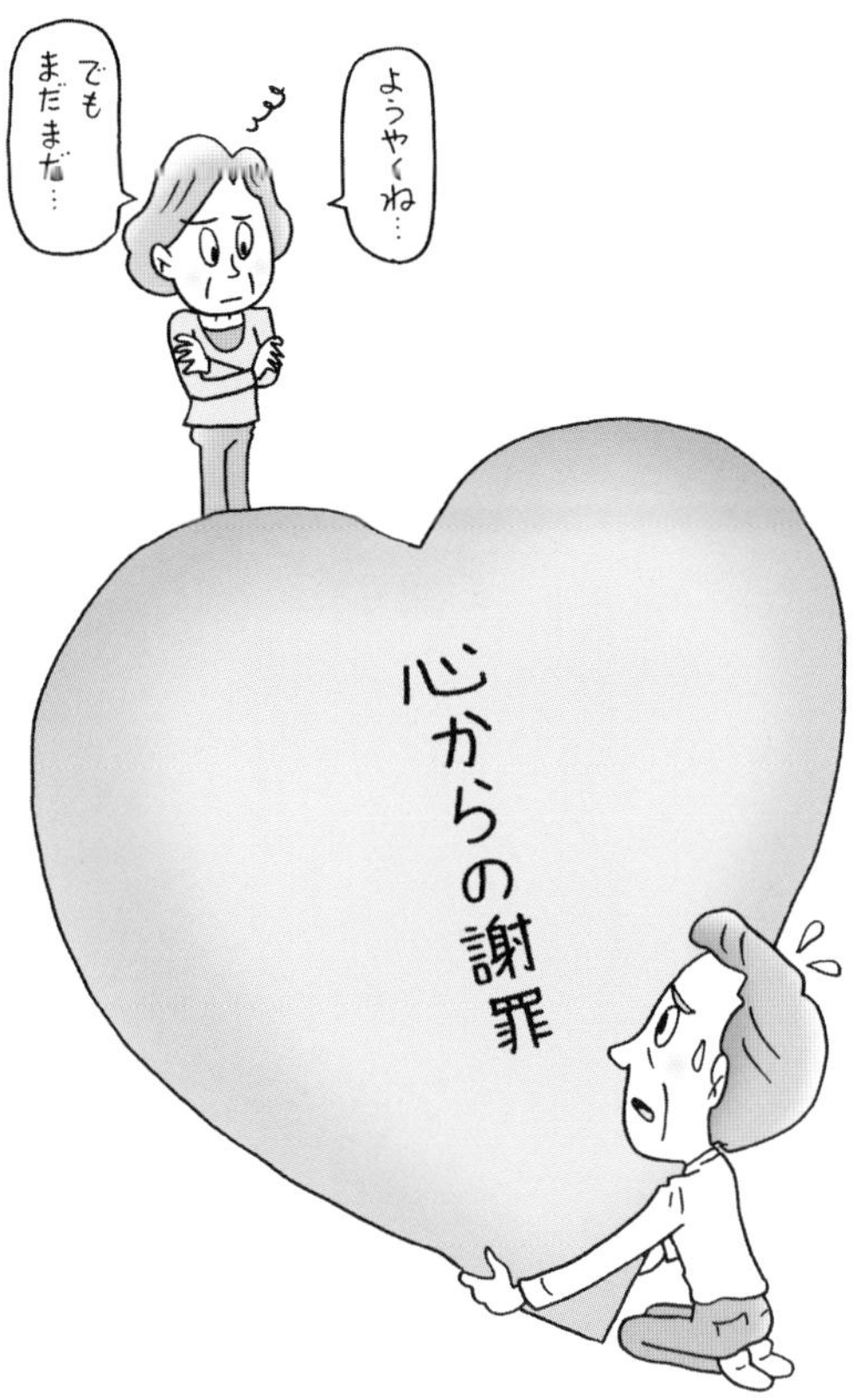

心からの謝罪があって妻はようやく少し納得できる

　一方、ＡＳの人は、単なる儀式のような謝罪に疑問を持たず、謝ったらそれで終わりで、妻も納得したと思っています。謝るには、相手に謝罪の気持ちが伝わることが不可欠です。夫はまず、過去の自分の言動や態度がどのように妻を傷つけたのか、そのダメージと与えた事実を認めなければなりません。

　心からの謝罪とは、事実を認め、相手のダメージを正確に理解し、後悔し、贖罪し、補償する必要があります。謝罪とはそれらの要素が相手の言動にあるとき、ようやく少しだけ納得できるものです。ただし、謝罪の形式にとらわれてしまうと、謝罪が目的化して、それが妻に受理されれば良いという誤ったゴールになりがちです。

　やはり、過去に夫が妻にどんなことを言い、どんな態度で接してきたのか、そうした出来事を思い出し、それを夫と妻が共有することが先決だと言えるでしょう。

否定的過去の共有は夫婦の関係修復の第一歩

夫婦の関係を修復するには、まず、夫が過去にどれほど妻を傷つけてきたかを理解し、それを共有する必要があります。

夫が他者の視点に立てないことが妻の不安の原点

離婚を回避できる夫の特徴は、妻と過去が共有できることです。否定的な過去を共有できた夫だけが、関係修復のスタートに立てるのです。

なぜ否定的な過去の共有が必要かと言えば、ASの特性である「他者視点の難しさ」と関係しています。他者の視点がなければ、自分がやったことを相手の立場から見ることができません。

悪気はなかったとはいえ、いかに妻を傷つけていたかを理解することができないからです。

さらに他者の視点がなければ、相手が何を期待しているのかもわかりません。

たとえば、嫌なことを言われたりされたりしたら、相手は当然謝ってもらえると期待します。ところが、その期待するべきことが共有されていなければ、その期待に応えてくれることはないのです。

ASの夫は、一般的に期待するべきことが共有されているととらえる代わりに、すべてのことについての感じ方は一人ひとり違うと認識をしています。相手の感じ方が脆弱だから問題が起きるのであって、自分のせいではないと考えるのです。これではいくら口で謝っても、本来悪いのは妻で自分は悪くないということになるのです。

妻が夫との関係修復を考えるには、夫の心からの謝罪に加え、否定的過去を共有できるかどうかが重要です。人は不安を感じた出来事を決して忘れません。そうした否定的な過去を共有できるかどうかは、とても難しく時間のかかる作業ですが、ASの人が乗り越えるべきテーマと言えるでしょう。

否定的な過去が少しずつ共有できるようになったAさん

　前述のAさんの夫は、特にこの作業に時間がかかりました。妻が傷ついてきた否定的な過去のことをあまり覚えていないことに加え、自分は正しく、善い人間だと認識しているため、なかなか受け入れられないのです。

　他者の視点で物事を見ることもないので、どれほど自分の言動が相手を傷つけたかを伝えても、自分には悪意はなく（あったとしても正当な理由があり）、主観的な真実さえ妻が理解すれば問題は解決する、問題をつくっているのは妻の誤解だと思っているのです。その認知パターンを変えていく必要がありました。

　Aさんの夫はカウンセリングの過程で、過去と向き合い続けたことによって、夫を責めるような妻の言葉には、深い傷つきがあり、何を求めていたのかを頭で理解するようになりました。また、理不尽で感情的なだけだと思っていた妻の態度や要求に、理由があることがわかったのです。

　その小さな変化にAさんはすぐに気づきました。そうなると少しだけ対話が生まれます。過去を共有できるようになった人は、これまでのことを念頭に置いて関連づけて話せるようになります。これはおそらく少しだけ他者の視点を得ることができているのではないかと思われます。

　このあとも一進一退でしたが、Aさんにとって否定的な過去を共有できることは、妻が二人の未来を見るための画期的な一歩になります。そうなったときのASの夫はとても純粋で、まっすぐで優しく、二人の問題に真摯に向き合おうとしているように妻には映るのです。

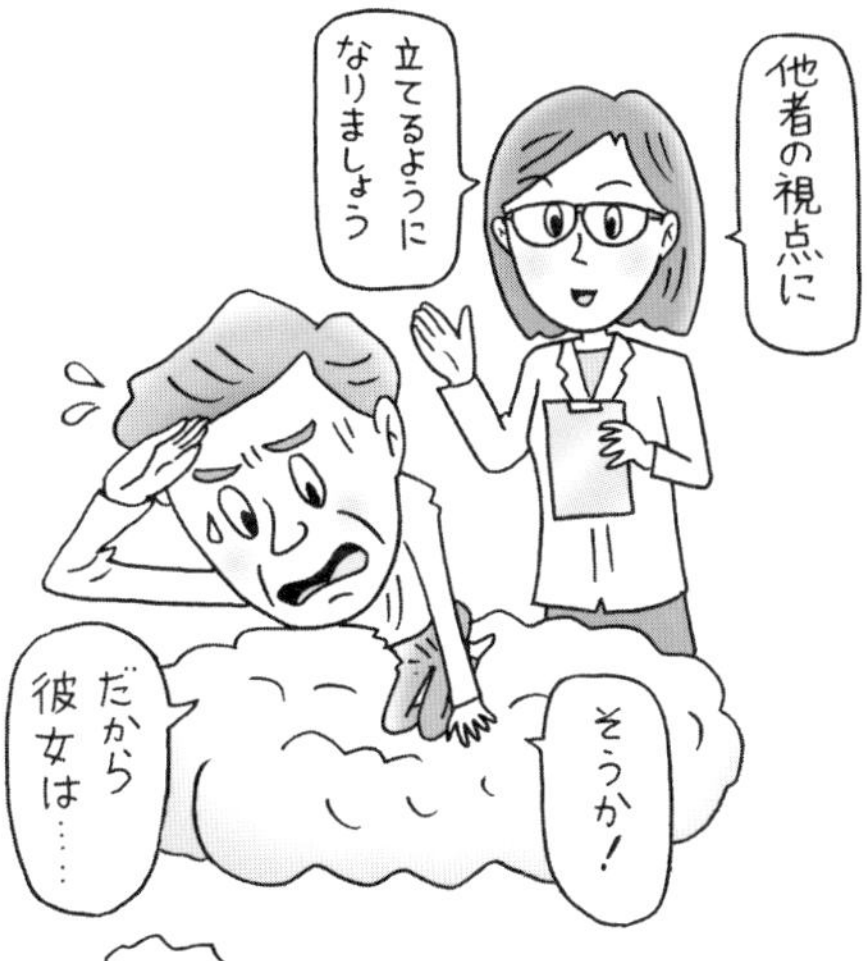
他者の視点に
立てるようになりましょう
そうか!
だから彼女は……

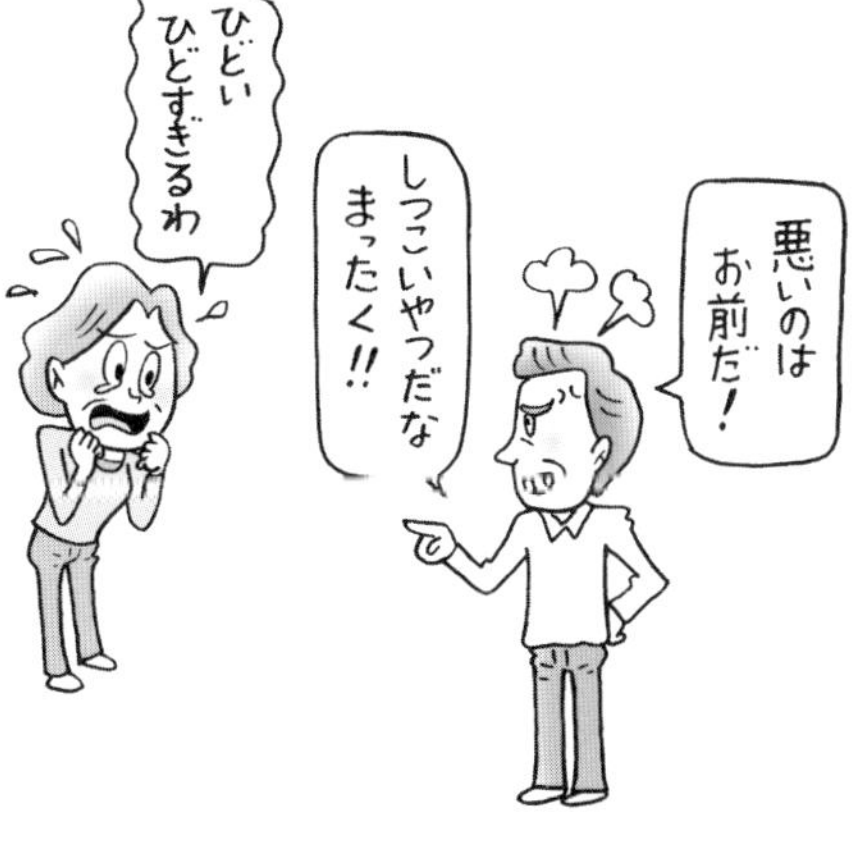
悪いのはお前だ!
しつこいやつだなまったく!!
ひどいひどすぎるわ

悪妻を引き受けてみる

ＡＳの夫との関係を再構築することを決意したカサンドラには、周囲の目や声を気にせず、「悪妻」というラベルを引き受けられるようになるという共通点が見られます。

一般的な価値観を少しだけ捨ててみよう

苦しい時期を乗り越え、何とかＡＳの夫とうまく生活しているカサンドラたちには、ある共通点があります。それは、カサンドラのだれにもわかってもらえない苦しみという本質とは矛盾するようですが、妻がカサンドラの状態だったことを周囲の人が知ったとき、初めて「悪妻」というラベルを引き受けることができるようになることです。

ＡＳの人は、情報を得ていないことや知らないことはまったくできません。妻が意図して情報を夫に伝えなければ、夫は家族としての役割や家庭の中の行動を知らないままに過ごしてしまいます。また、夫の行動をパターン化しなければ生活習慣も身につきません。

ＡＳの男性は外で働いていればほかには何もしなくていいと思っており、家の中では何をしたらよいのかがわからないので、実際に何もしない人が多いのです。

カサンドラが家事や育児を手伝ってもらいたい場合は、それを日常の中にパターン化しなければなりません。そのためには根気強く夫に情報を提供し続けなければならないのです。

それをすると、夫の両親やきょうだいはおもしろく思わないかもしれません。カサンドラの友人たちも、「あなたは夫に多くを求めすぎ」だと言うかもしれません。それでも夫にはっきりと家事をしてほしいことを伝え、ときには悪妻を引き受ける覚悟が必要です。

それは、カサンドラのあなたをこれまで苦しめていた夫の実家や周囲の視線など、一般的な価値観を少しだけ捨ててみることになるかもしれません。しかし、そうすることで二人の関係が、他のカップルにないユニークなものになっていくことでしょう。

ケース❷ 家事の役割分担をルール化したBさん

Bさんの夫は、男は外で働くもので、家の中では何もしなくていいという考えでした。そのため普段の家事をまったく手伝わないのはもちろん、妻が病気のときもいつもと同じことを要求してきます。そんな夫との生活に疲れ果て、短期間の別居期間を経た後、歩み寄りを見せてきた夫に対してBさんは家事のルール化を行いました。

たとえば、夫が食器を洗わないときは、Bさんも絶対に食事をつくりません。夫の役割にBさんは決して手を貸さず、その日は一人で外食するなど徹底しました。こうしたルール&ペナルティの日々を根気強く続けた結果、現在では夫が食事をつくるときは自分が、自分がつくるときは夫が自然に食器を洗うようになりました。

ケース❸ 夫に自分の意思を主張し続けたCさん

Cさんの夫は、妻に内緒で自分の趣味の高額商品の買い物をすることがありました。すぐにばれるので、Cさんはその都度夫の行動を問い詰め、説明を求めてきました。それでも夫の理不尽な言動や行動は繰り返されてきました。それでもCさんはあきらめず、夫が何か勝手な行動をとる度に、夫に自分の要求を伝えるという行動をとり続けました。

やがてCさんの夫は、何か行動をするときや物事を決めるとき、必ず妻の意見を聞くようになってきたのです。Cさんが話しかけたときは、テレビのスイッチを切って妻と向き合うようになりました。そうしたルールが少しずつ増えていきました。そうすることで家族に良い結果が表れていることを妻が夫に伝えていたからです。

ASの夫と新しい関係になるために

ASの夫の特性を理解すると、夫なりの想像力や独特の思いやりなど新しい一面が見えてくるかもしれません。それが夫婦の関係を修復するヒントになります。

特性を理解していないことがすれ違いを生む

ASの夫との関係を修復するヒントは、やはりASの特性を理解することにあると考えます。

ひと口にASといっても、特性のあらわれ方は一人ひとり違います。一般的に人の気持ちを想像することが苦手とされるASですが、想像できる人もいれば、思いやりの心を持っている人もいます。

たとえば、ASの特性のあるDさん。彼はさまざまな場面で妻にひどい言葉を浴びせ、妻がうつ病になってしまったことを反省し、妻とのコミュニケーションについて改善したいとカウンセリングにやってきました。

Dさんに、「それは相手の気持ちを想像することが苦手な特性から、奥さんにどう言っていいかわからないからではないですか？」とたずねると、「まったく反対です。相手の気持ちを想像してしまうので、相手にこう言うと傷つくかもしれないと思い、言わないで話を聞くようにしているのです」と答えました。Dさんなりに、妻のことを考えているのです。

しかし、「あなたは奥さんの気持ちを想像し、聞き役に回っているのだと思います。でも、別の言い方をすれば、思いやる気持ちはあるけれど、この話をしても奥さんは大丈夫なのかを想像できないということではないでしょうか？」とたずねると、「たしかに、そういうことかもしれません」とも語っていました。

つまり、Dさんは妻とコミュニケーションをとりたい気持ちはあるものの、妻が傷つくかどうかわからないので会話をしない。それを妻は、夫にコミュニケーションをする気持ちがないととらえているわけです。実は、ASの夫との関係には、このようなすれ違いがたくさん起きています。

特性を個性ととらえて カサンドラを抜けたEさん

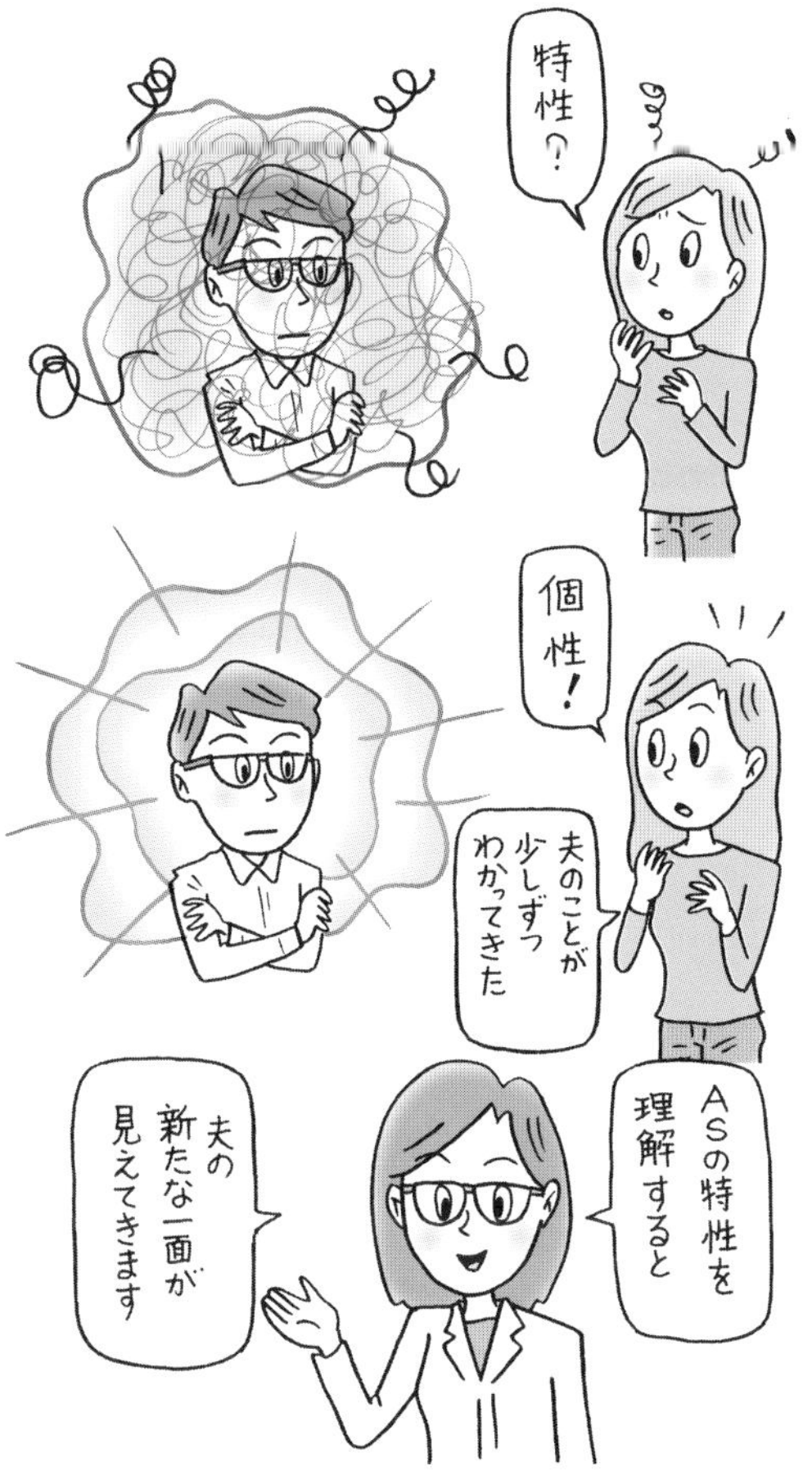
特性？
個性！
夫のことが少しずつわかってきた
ASの特性を理解すると
夫の新たな一面が見えてきます

　Eさんはカウンセリングを受けながら、ASの夫との関係を5年間考え続けてきました。途中で「もう結婚生活を続けるのは無理」と思われた時期もありましたが、夫を恐れなくなってから、とても落ち着いて夫に向き合えるようになりました。そして最近になり、ようやく自分から「やっとカサンドラを抜けました」と言えるようになりました。

　Eさんがカサンドラを抜けられたのは、夫のASの特性を個性としてとらえたことが功を奏しました。夫の考え方を理解し、情緒的に責めないこと、夫に対して紙に書いて情報を視覚的に伝える工夫をしたこと、状況を理解してもらえるまで待つことを繰り返しました。他のお父さんのようにはできないこともあるけれど、苦手な子どもの行事にも参加してくれる姿や、部分的でも家事を担ってくれる姿をとてもうれしく思えるようになりました。

　そして最近になって、子どものために夫がEさんの要望を受け入れるということが起き始めました。Eさんの意思が夫に伝わるという実感がやっと持てたのです。そして「彼なりに頑張っているんだな」、「彼なりに私たち家族を思ってくれているんだな」と感じるようになりました。

　二人が新しい関係になることは特別なことではありません。お互いに相手を思いやる気持ちがないのではなく、ただ夫の特性が見えていなかっただけなのかもしれません。ASの夫の言動の中に、特性からくる〝独特の思いやり〟をもう一度見つけること、ASの夫も妻に伝わる形を学習していくことで、お互いの思いが見えてくるはずです。

COLUMN

家族療法で夫との関係性を見直してみる

医療の現場で発達障害の子どもをみる中で、そのお父さんにもASの特性があり、お母さんがカサンドラに陥っていることがわかるというケースは少なくありません。このような場合、カサンドラを個別に治療しても、あまり効果が上がらないことがわかってきました。家族を一つのチームととらえ、その関係改善策として行われてきたのが「家族療法」です。

家族療法は、家族全体のケアを対象とする治療法の一つです。発達障害に特化はしていませんが、家族に発達障害がある場合や、夫がASで妻がカサンドラという夫婦など、家族の問題を洗い出し、関係を見直していく上で有効です。

家族や夫婦の関係というのは、本来変化しやすいものです。ところが、夫がASの場合、その関係が固定化してしまう場合があります。

たとえば、夫と子どもにASの特性があり、日々の言動や行動に対して妻（お母さん）が何度も注意をしていたとします。しかし、特性ゆえに二人に変化や改善が見られない場合、妻はやがて注意することをあきらめ、夫と子どもはマイペースなままになりがちです。

こうして家族の関係性が良くない状態で固定化されると、妻はストレスをため、孤立し、カサンドラの状態からなかなか抜け出せません。

こうした状況を変えていくには、妻だけを見るのではなく、夫や子どもを交えて関係性を改善していく必要があります。

家族療法は、こうした家族に面談を通じて働きかけ、それぞれの言動や行動を見直していくことで、家族全体の機能調整を図ります。

第
7
章

結婚する前にＡＳの男性を理解しておくために

長年にわたる結婚生活の中で、共感性のない夫への違和感が積み重なり、夫のＡＳの特性に気づくことがこれまでの多くのパターンでした。しかし、近年では、そうした熟年の夫婦だけでなく、まだ交際中の若いカップルや新婚カップルでも“何か通じ合わない”という違和感を持つケースが出てきています。早い段階で相手の特性を知っておくことは、結婚生活にもより良く作用します。

特性への理解と対処は早いほどいい

交際中のカップルや新婚カップルの相談が増えています。相手に抱いた違和感に、早い段階で対処するほど、深い傷を負うことを防ぐことができます。

さまざまなカップルの相談が増えている

傷ついたカサンドラが、夫婦の関係を改善する方法を知るために、あるいは別居や離婚の決意を固めて、カウンセリングを訪れるケースが増えています。その一方で、まだ交際中の若いカップルや新婚カップルが相談にやってくるケースも実は増えています。

彼女たちは、パートナーから愛されていることは感じています。大切にされてはいるけれど、彼とはどこか通じ合わない、わかってもらえないという違和感を持っています。彼の悪気のない言動に傷ついて、それをわかってほしくて伝えると、ケンカになるか相手はただ黙ってしまう。話せば理解して改めてくれると期待しても、不快感をあらわにしたり、心を閉ざしてしまったりして、「そんなに文句があるなら、別れた方がきっとお互いのためだ」という極論を持ち出されてしまう。言えばもっと傷つくので言えなくなるという悪循環に陥り、ジレンマに苦しんでいました。

男性も、彼女のことは大切に思っています。好きで付き合っているのにケンカが絶えないのは良いことではなく、何とかしたい。どうも自分の言動が原因で彼女が苦しんでいるので、解決した方がいいと考えているのです。

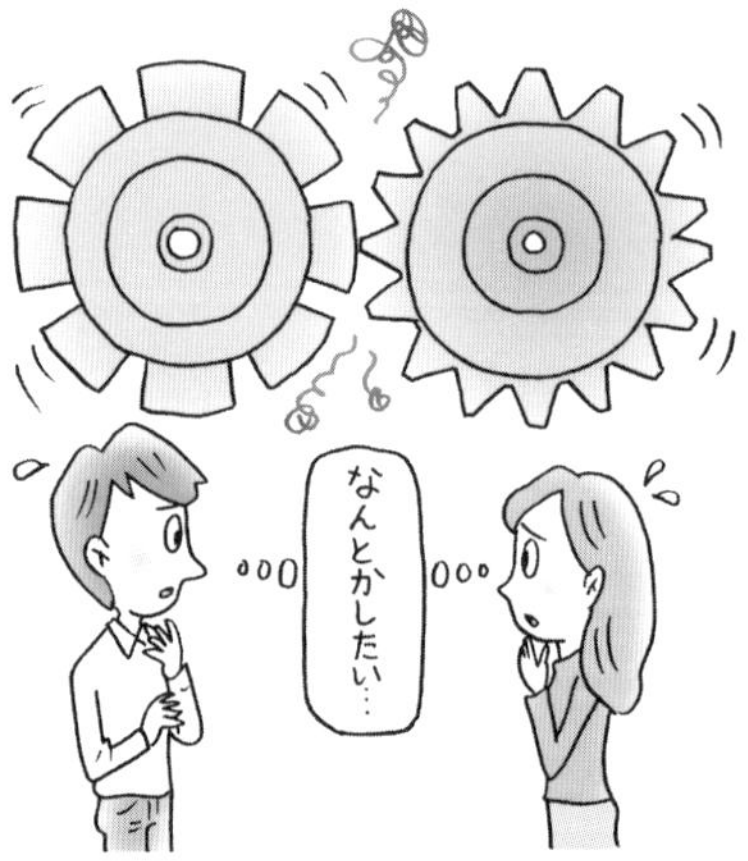

彼らはとても純粋です。交際中や結婚初期の二人なら、関係性の問題に向き合うことができる段階と言えるでしょう。

対処するなら早ければ早いほどいい

熟年のカサンドラたちは、自身の交際中や結婚初期のころにASの特性という考え方はありませんでした。

男性とはそういうものだ、結婚とはそういうものだ、相手は変わらないのだから自分が変わるしかない、などと周囲から諭され、「少なくとも仕事をしてくれているのだから」と自分に言い聞かせて我慢してきました。

しかし、さまざまな違和感には理由があることを、早い段階でわかっていたらと思わずにはいられません。

そうであったらきっと、これほど関係が悪化し、これほど妻が苦しみ、傷つくことはなかったのではないかと思うからです。

二年ほどカウンセリングに通っている交際中のカップルが、先日結婚することになりました。問題意識があり、お互いを大切に思う気持ちがあり、関係をより良くするために一緒に問題解決をしていこうという目的を持った、合理的な思考のできる二人です。

ところが来室時には、通じないこと、わからないことでケンカが絶えず、破綻寸前だったというのです。その際の二人のぎくしゃくしたコミュニケーションは、熟年のカップルとまったく同じでした。

早ければ早いほどよいというには理由があります。まず、何より深い傷を負うことを予防できます。もっとも大変な共感性の問題に早く着手できます。離婚回避といった否定的な目標ではなく、より良くなるための肯定的な目標を掲げることができるからです。

ただ、妻の働きかけだけで、相手が簡単には変わらないことも事実です。ASの特性のある男性自身が納得して取り組むことで変化が起こりやすくなります。

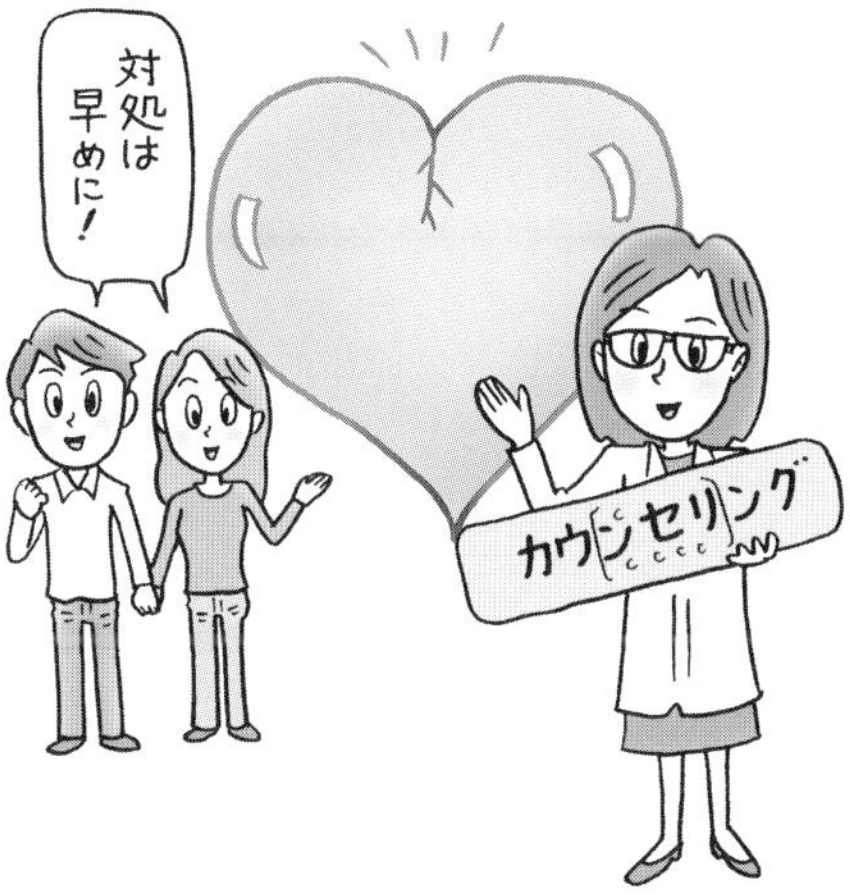
カウンセリング
対処は早めに!

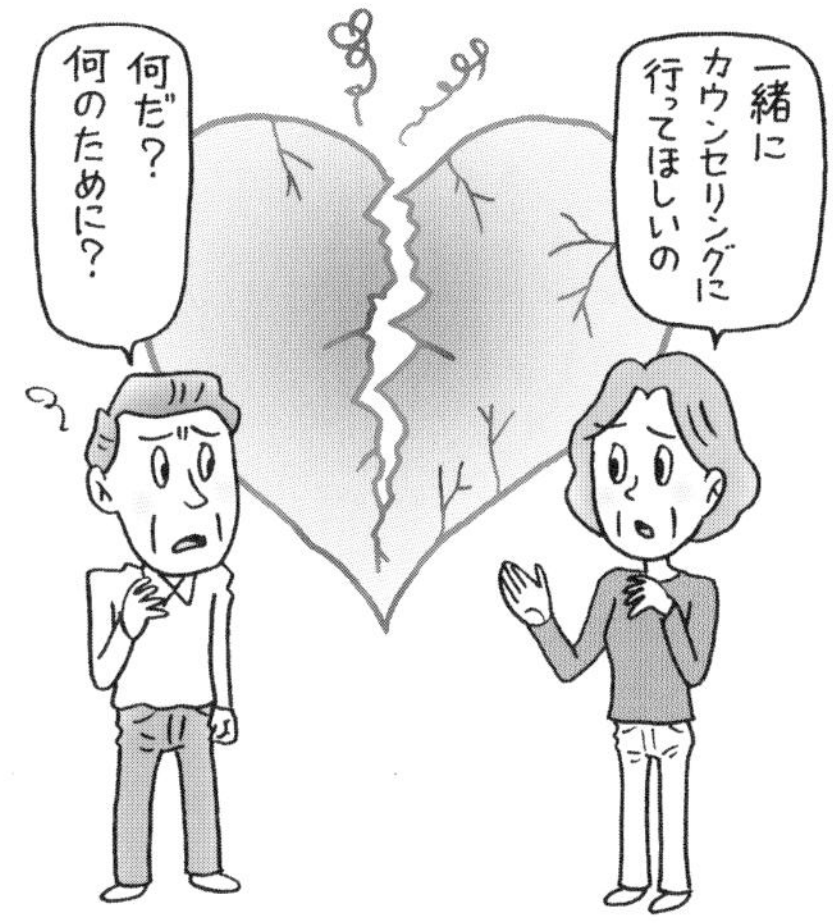
一緒にカウンセリングに行ってほしいの
何だ? 何のために?

「共感性」の醸成が親密な関係の土台

ASの特性のあるパートナーとの愛情はとても重いテーマです。共感性のない愛情は一方的なものになりやすく、一方的になると相手の尊厳が奪われていくおそれがあります。

相手の共感性が低いと感じたらなるべく早い対処を

親密な関係を築くために不可欠なのは、愛情と言いたいところですが、共感性です。

共感性とは、相手の置かれた状況や、言語的、非言語的手がかりから相手の感情を認識することができ、その感情を正確に見極め、相手の立場からその状況を見て、相手の気持ちを自分のことのように体験できることと定義されます。

これらはASの人が苦手とすることばかりです。ASの人は直感的に共感することができず、言葉を手がかりに相手を理解しようとするので時間がかかるのです。

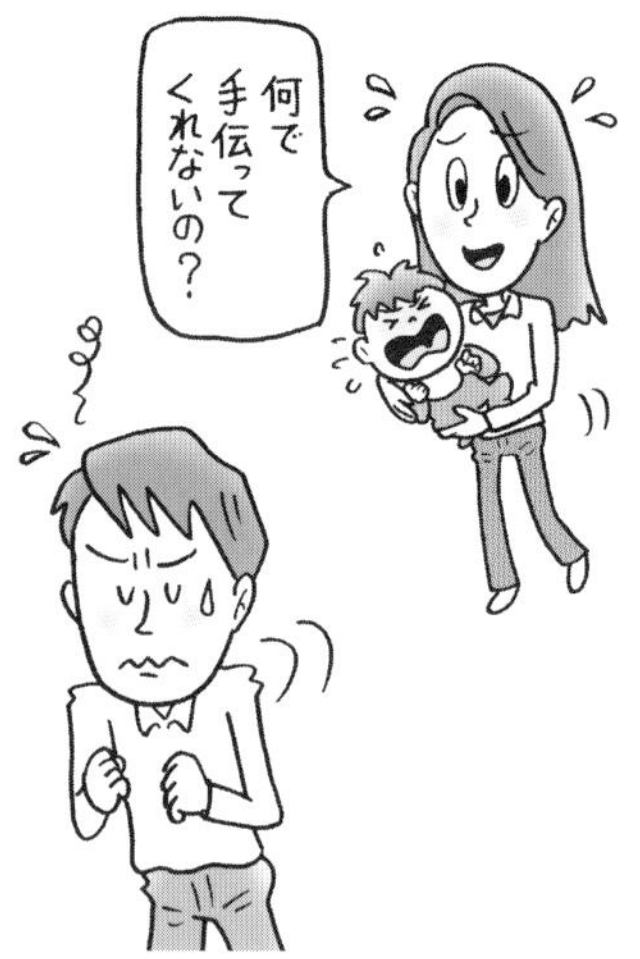

ASの特性のある男性は、交際中の相手が喜んでくれることがうれしくて、愛情をまっすぐに表現します。そのため、その後の関係構築に欠かせない労わりや思いやりといった共感性を示す言動の欠如がはっきりとあらわれていません。また、お互いに恋愛感情があるので、この段階ではそれがさほど重要でもありません。

これこそ、カサンドラたちが最初に違和感を抱き、ショックを受ける時期が、結婚後や第一子出産後である理由です。夫から共感してもらい、具体的なサポートを必要とする状況になったときに、夫にそれらが欠如していることに大きなショックを受けるのです。

そこで、そうなる前に相手の共感性が低いと感じたら、そしてその人があなたのために頑張ってくれる人なら、なるべく早く一緒に対処することが求められるのです。

共感の三つの側面は社会生活の基本要素

「共感」には、「情動的共感」、「認知的共感」、「共感的配慮・同情」という三つの側面があります。これらの二つ、または三つが社会生活を送る基本要素となっています。

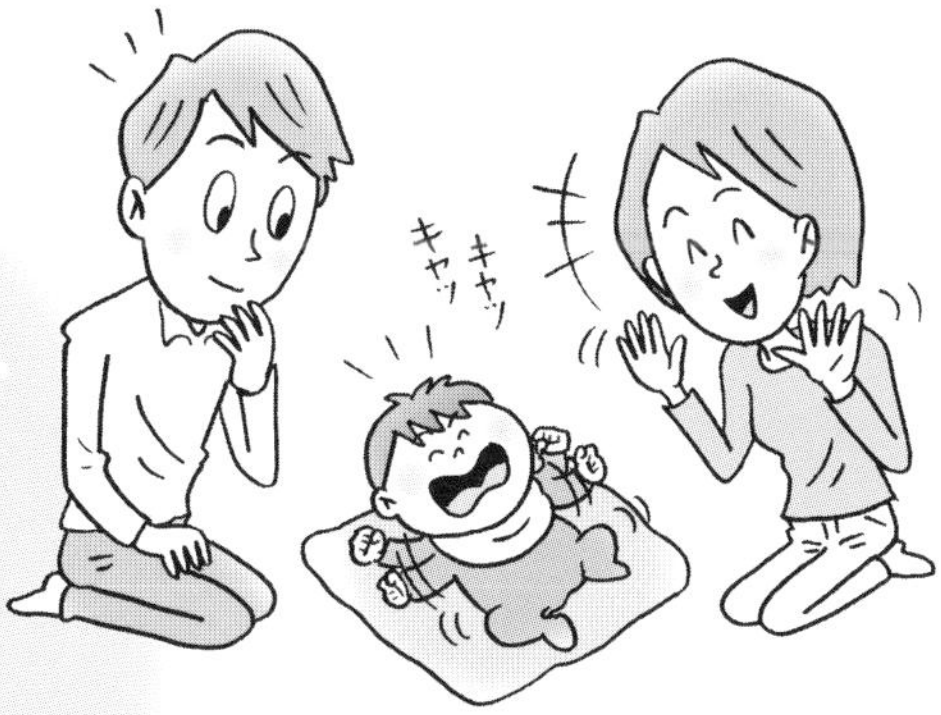
キャッキャッ

情動的共感

情動的共感は、多くに見られる生理学的反応で、子育てや他者との生活のために必要な他者の感情を共有して、その人の行動や状態に合わせることを意味します。直観的そして自動的に相手の感情がわかること、同じ気持ちや同じ感情を覚えることです。

認知的共感

認知的共感は、他者の視点を持つことにより、他者の意図や感情について考えたり、理解したりすることができる能力です。

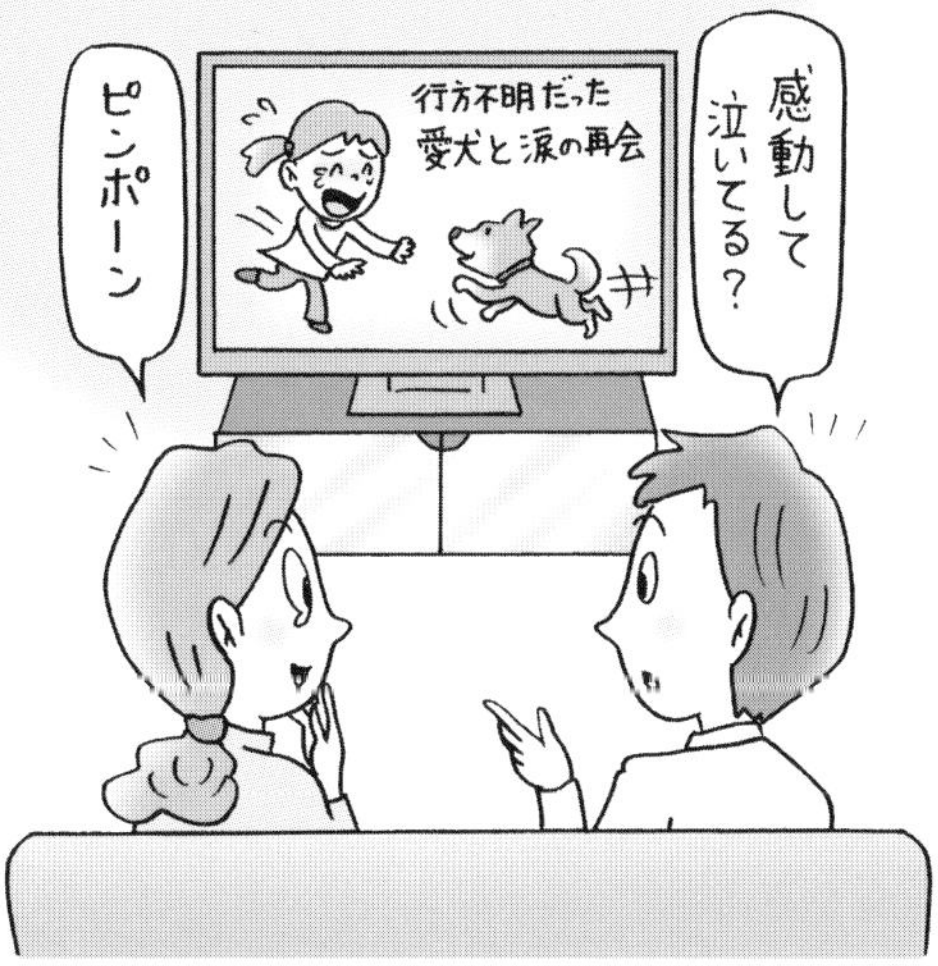
感動して泣いてる？
行方不明だった愛犬と涙の再会
ピンポーン

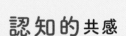

共感的配慮・同情

共感的配慮・同情は、実際に他者の苦しみに対して何とかしようとする、相手を思いやる、だれかのためにする行動を促す能力です。

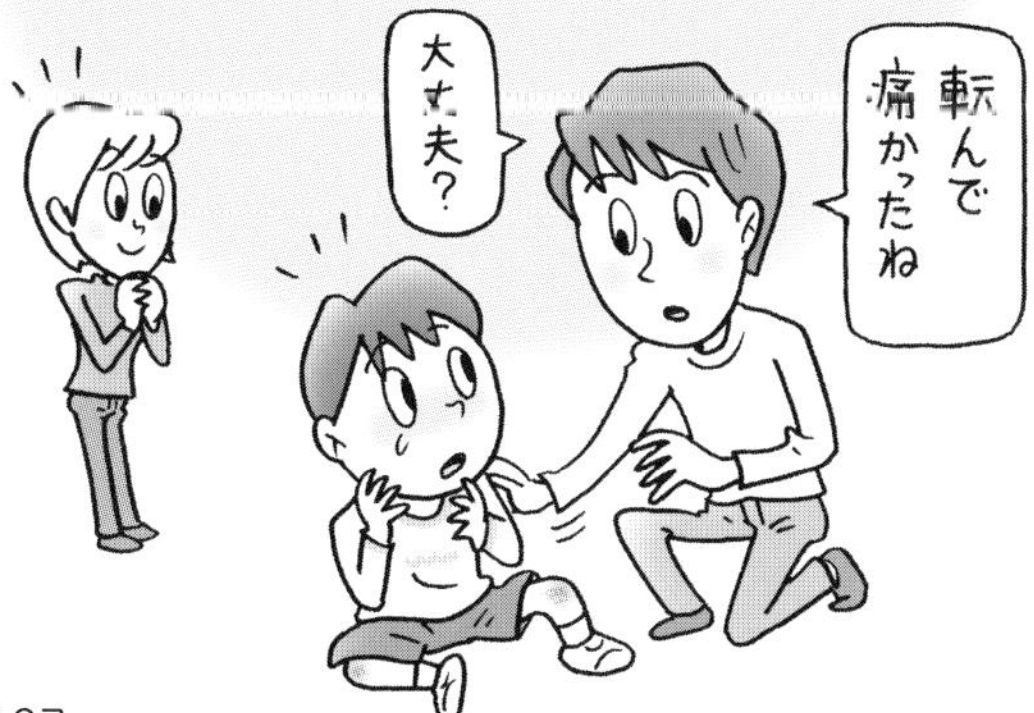
転んで痛かったね
大丈夫？

共感を育むと良いことが起こると認識してもらう

ＡＳの特性のあるパートナーの共感性を高めるには、ホットな「情動的共感」よりクールな「認知的共感」を学ぶことが近道です。

共感性を育むにはカウンセリングが有効

親密な関係を築くために必要なのは、情動的共感だと考えます。これは「涙が出る」「ドキドキする」など体の変化をともなうホットな共感です。カサンドラたちの苦しみは、パートナーにこの情緒的共感が乏しいところからきています。

一方、認知的共感は人の心の状態を推し量って理解するクールな共感です。相手の状況にまつわる知識を得たり、相手の視点から想像したりするには学習と忍耐が必要です。

ただし、情動的共感ができる人であっても、認知的共感をすることは簡単ではありません。しかも、認知的共感はクールな共感なので、ホットな情緒的共感を求めている人にとっては、さみしさを感じてしまうかもしれません。しかし、ＡＳの特性のある人には、この認知的共感を育むことで変化が期待できると考えます。

とはいえ、認知的共感を育むには、「この状況ではこう話すと良い」という正解を知り、取り扱いを学ぶことではないと考えます。相手の視点から想像し、思考する練習を積むことが重要です。

これには時間がかかります。だからこそ、なるべく早くカウンセリングを受けるなど、第三者を交えながら二人でじっくり育む必要があるのです。実際、若いカップルのＡＳの特性のある男性たちは、カウンセリングを通して認知的共感の力をつけていきました。

共感を育む重要性をパートナーが認識することが必要

親密な関係を築き、日常のコミュニケーションや活動を支える、この共感性は一朝一夕に育てることはできません。共感性の醸成にできるだけ早く取り組むためには、それが手間やお金をかけても意義のある目標であるとパートナーが認識することが欠かせません。

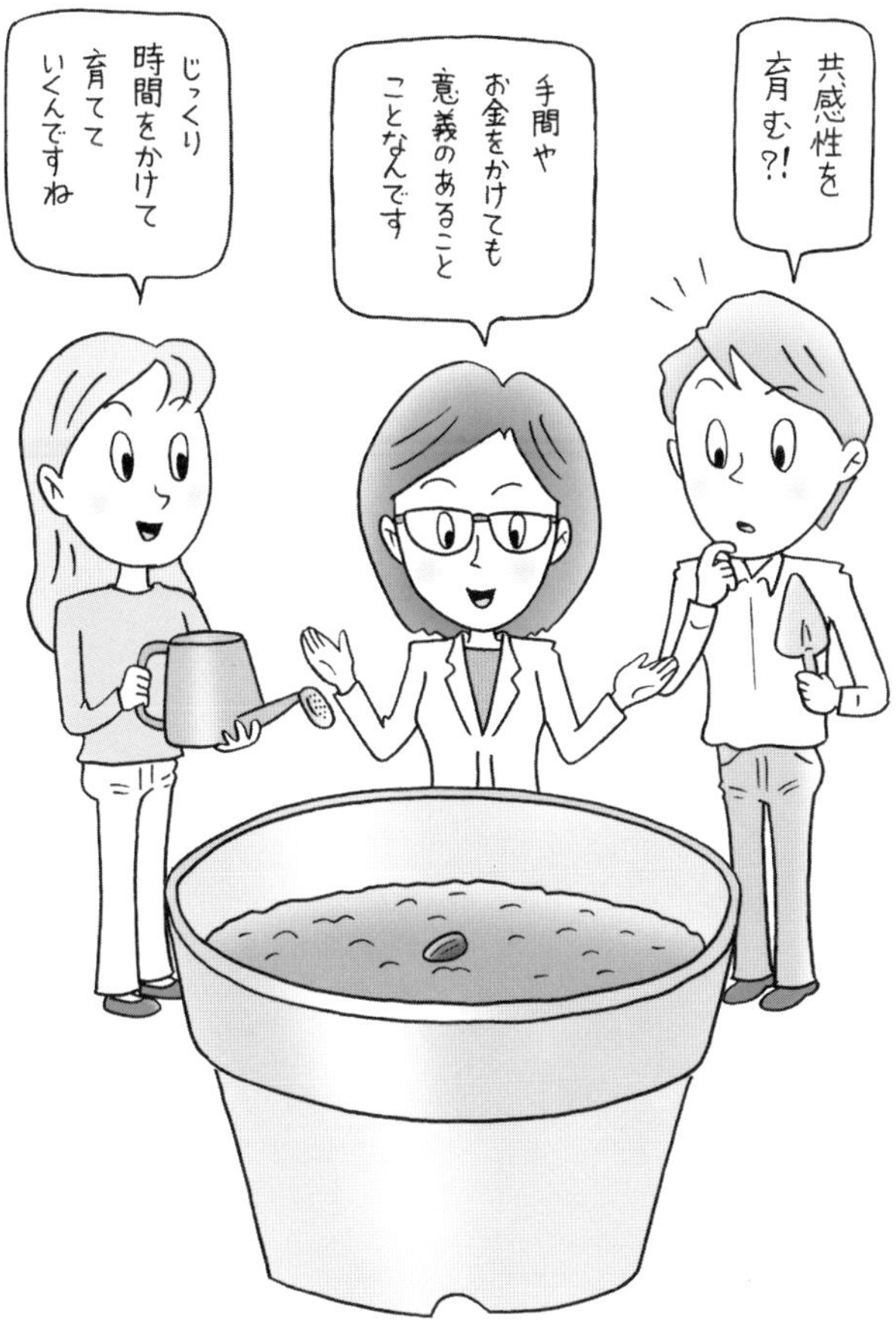
共感性を育む?!
手間やお金をかけても意義のあることなんです
じっくり時間をかけて育てていくんですね

　ところが、ＡＳの特性のある人は、お得な目標にしかやる気が起きません。「その行動をとると嫌なことが起きるからしない」という判断になりやすく、なかなか行動に移しません。

　そんなパートナーの態度がきっかけでケンカや口論になると、それがパートナーに負のデータとなってたまっていき、学習されて、ますます主体的には関わらなくなります。

　また、行動に移さなければ「怒られることがない」ため、肯定的なご褒美として認識されにくく、自発的な行動の動機づけになりにくいことが知られています。費用対効果が悪いことはしたくないという理由もあります。

　そこで、その行動をすると嫌なことが起きるという記憶がたまってしまう前に、良いことが起きることとして認識してもらうことが大切です。そして対処可能なテーマだと認識してもらえる時期に始めることも大きなポイントと言えます。

結婚前に相手の特性を知るポイント

結婚前にパートナーにＡＳの特性があると感じたら、その言動や態度には何か理由があると考えて、二人で問題に向き合い、対処していきましょう。

パートナーの国語力をチェックしてみよう

繰り返しになりますが、ＡＳの特性のあるパートナーは、交際中はとても親切です。多少違和感を抱いても共感性が低いことまではわからないことが多いものです。では、結婚する前に、パートナーにＡＳの特性があるかどうかを見極める手立てはないのでしょうか。

そのチェックポイントの一つとして、「国語力」が挙げられます。もし、パートナーが小学校時代に「国語の漢字は得意だったけれど、文章読解問題が苦手だった」というなら、とりあえず二人の関係がより良くなるために、いろいろな本を読んだり、カップルカウンセリングを受けるなどして、パートナーへの違和感をＡＳの特性からとらえ直してみると良いでしょう。

本の作者の意図がわからない、主人公の気持ちがわからないという人（わかる必要がないと言った人もいます）であれば、あなたの気持ちを瞬時にわかることは難しいでしょう。実際にカウンセリングの場で、男性に相手の気持ちの理解について話を伺っていくと、「国語が苦手でした」と言う人が少なくありません。

次のページには、国語の不得手も含めたチェック項目を挙げてみました。パートナーがどれくらい当てはまるかを知っておくこともできるのです。

また、ＡＳの特性のある男性も、自分の特性への理解を深め、女性をどのように傷つけているかを知り、学習していく必要があります。そして女性もまた、パートナーの特性ゆえの言動や態度に傷つきすぎることなく、二人の間に「安心」をつくっていくことを目標にしてほしいのです。

二人でこの問題に向き合っていくことこそ何よりも尊く、意味があるからです。

パートナーの特性を知る15のチェックポイント

- □ 話をしているとき目をあまり合わせない。もしくは目を反らさず相手の目を見続ける
- □ 声のトーンにあまり変化がない
- □ 会話のキャッチボールが出来ず一方的にしゃべる
- □「仮に」相手の立場だったらと考えることが難しい
- □ 相手の話のイントネーションや声のトーン、表情、態度から人がどう思っているかがわからない
- □ 自分の考え方は絶対正しいと思い込む
- □ 自分の感情の気づきや理解が苦手
- □ 物事をストレートに受け取る
- □ 強いこだわりを示す
- □ 変化が起こるとパニックになりやすい
- □ 狭い分野を深く掘り下げることが得意
- □ 決まったパターンで行動しようとする
- □ 子どものころ国語の読解が苦手だった
- □ 手先が不器用、運動が苦手
- □ 光、音、におい、皮膚感覚などに鋭敏で刺激に弱い

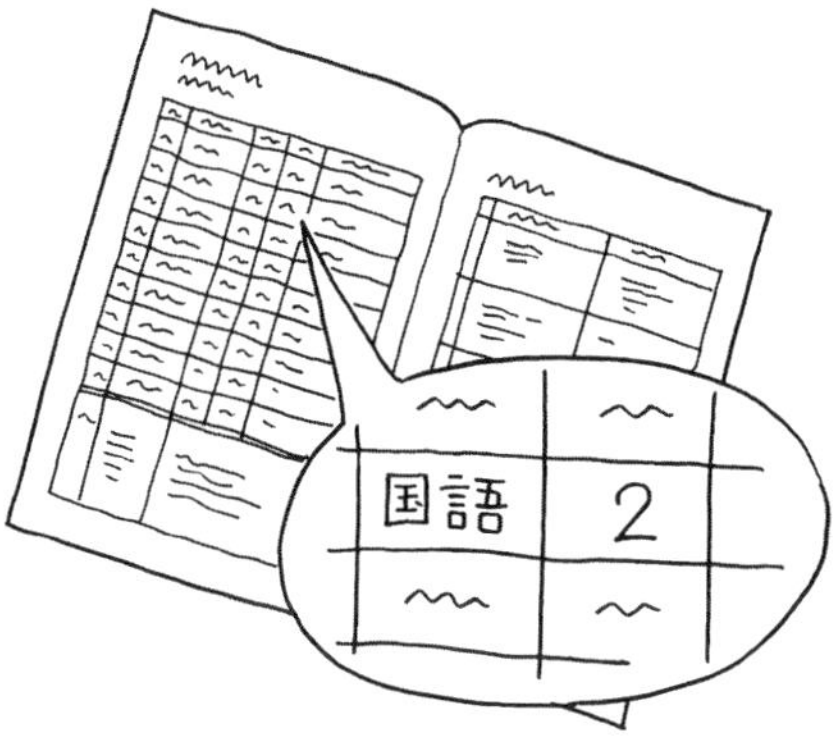

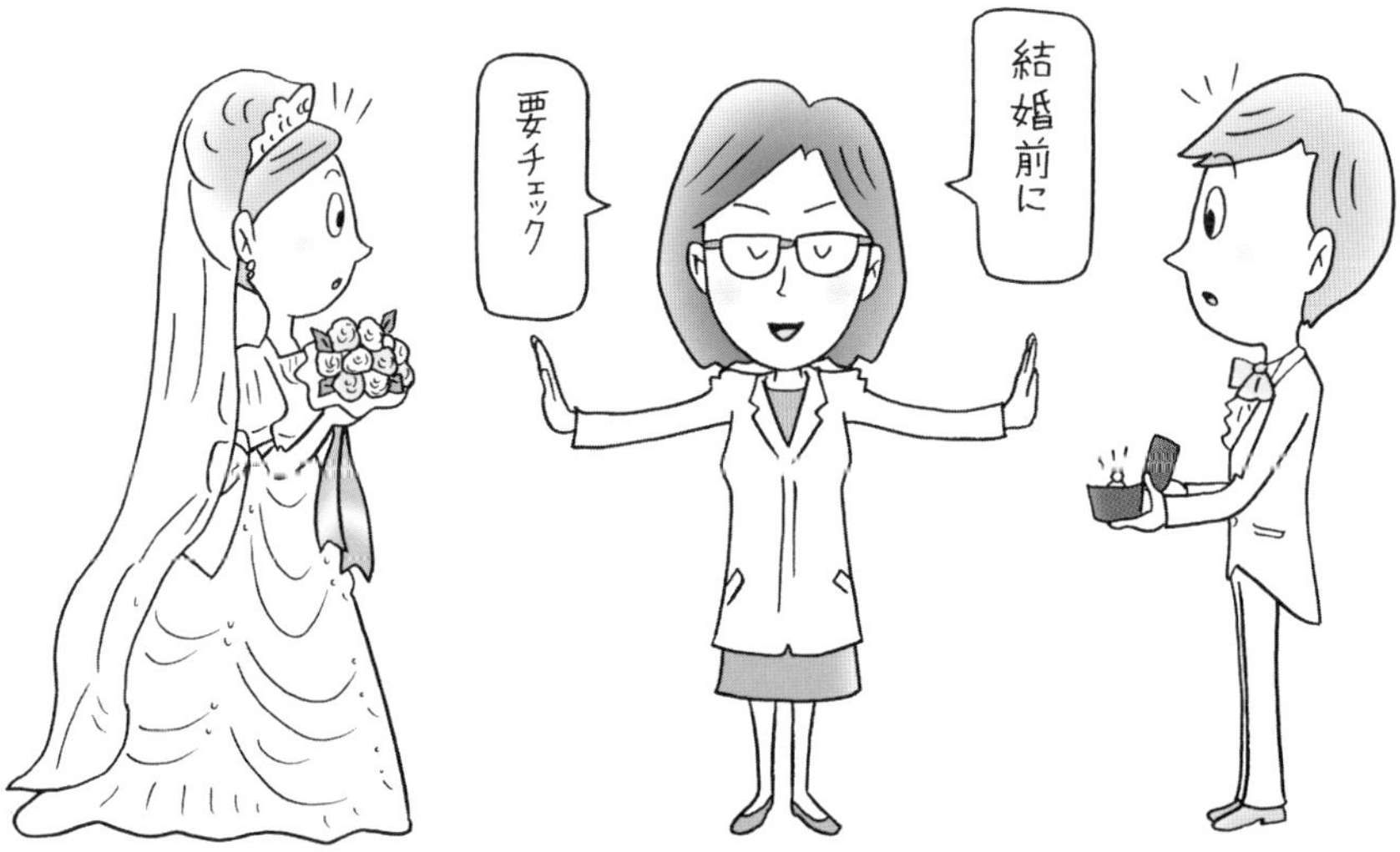

◆監修者略歴

宮尾益知（みやお　ますとも）

東京生まれ。徳島大学医学部卒業。東京大学医学部小児科、自治医科大学小児科学教室、ハーバード大学神経科、国立成育医療研究センターこころの診療部発達心理科などを経て、2014年にどんぐり発達クリニックを開院。主な著書・監修書に『発達障害の治療法がよくわかる本』、『発達障害の親子ケア』、『女性のADHD』、『女性のアスペルガー症候群』（いずれも講談社）、『アスペルガーと愛』（東京書籍）、『発達障害の子どもが元気になる　やさしい言葉かけ』、『家族で支援する子どものASD』（いずれも小社）など。専門は発達行動小児科学、小児精神神経学、神経生理学。発達障害の臨床経験が豊富。

滝口のぞみ（たきぐち　のぞみ）

東京生まれ。青山学院大学卒、白百合女子大学大学院博士課程修了、博士（心理学）。帝京平成大学大学院准教授を経て、現在青山こころの相談室代表。青山学院大学非常勤講師。臨床心理士、公認心理師専門は夫婦関係および発達障害で、現在、主に成人の発達障害とそのパートナーを対象としたカウンセリングを行っている。

◆Staff

装丁／志摩祐子（レゾナ）
本文デザイン・ＤＴＰ／志摩祐子、西村絵美（いずれもレゾナ）
カバー・本文イラスト／横井智美
企画・構成／青文舎（西垣成雄）
編集／関根利子

本書は以下の2冊をもとにイラスト図解版として再構成したものです。
『夫がアスペルガーと思ったとき妻が読む本　増補改訂版』宮尾益知・滝口のぞみ／著　河出書房新社
『カサンドラのお母さんの悩みを解決する本』宮尾益知／監修　河出書房新社

イラスト図解版
夫がアスペルガーと思ったとき妻が読む本
“離婚”を考える前に知っておきたいこと

2023年３月20日初版印刷
2023年３月30日初版発行

監　修　宮尾益知　滝口のぞみ
発行者　小野寺優
発行所　株式会社河出書房新社
〒151-0051
東京都渋谷区千駄ヶ谷2-32-2
電話　03-3404-1201（営業）
03-3404-8611（編集）
https://www.kawade.co.jp/

印刷・製本　図書印刷株式会社

Printed in Japan　ISBN978-4-309-29280-9